U0250468

武汉大学优秀博士学位论文文库

RND3在人脑胶质母细胞瘤中的作用及机制研究

The Effect of RND3 in Human Glioblastoma and Mechanism

刘宝辉 著

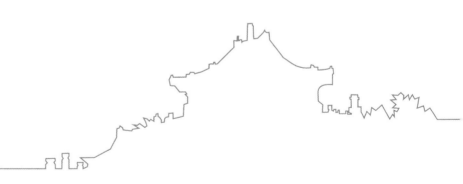

WUHAN UNIVERSITY PRESS

武汉大学出版社

图书在版编目(CIP)数据

RND3在人脑胶质母细胞瘤中的作用及机制研究/刘宝辉著.—武汉：武汉大学
出版社,2016.4
武汉大学优秀博士学位论文文库
ISBN 978-7-307-17404-7

Ⅰ.R…　Ⅱ.刘…　Ⅲ.蛋白质—应用—神经胶质瘤—研究　Ⅳ.R730.264

中国版本图书馆CIP数据核字(2015)第302879号

责任编辑:黄汉平　　　责任校对:汪欣怡　　　版式设计:马　佳

出版发行:**武汉大学出版社**　　(430072　武昌　珞珈山)
　　　　(电子邮件:cbs22@whu.edu.cn　网址:www.wdp.com.cn)
印刷:武汉市洪林印务有限公司
开本:720×1000　1/16　　印张:7.5　字数:106千字　　插页:2
版次:2016年4月第1版　　2016年4月第1次印刷
ISBN 978-7-307-17404-7　　定价:25.00元

总　序

　　创新是一个民族进步的灵魂，也是中国未来发展的核心驱动力。研究生教育作为教育的最高层次，在培养创新人才中具有决定意义，是国家核心竞争力的重要支撑，是提升国家软实力的重要依托，也是国家综合国力和科学文化水平的重要标志。

　　武汉大学是一所崇尚学术、自由探索、追求卓越的大学。美丽的珞珈山水不仅可以诗意栖居，更可以陶冶性情、激发灵感。更为重要的是，这里名师荟萃、英才云集，一批又一批优秀学人在这里砥砺学术、传播真理、探索新知。一流的教育资源，先进的教育制度，为优秀博士学位论文的产生提供了肥沃的土壤和适宜的气候条件。

　　致力于建设高水平的研究型大学，武汉大学素来重视研究生培养，是我国首批成立有研究生院的大学之一，不仅为国家培育了一大批高层次拔尖创新人才，而且产出了一大批高水平科研成果。近年来，学校明确将"质量是生命线"和"创新是主旋律"作为指导研究生教育工作的基本方针，在稳定研究生教育规模的同时，不断推进和深化研究生教育教学改革，使学校的研究生教育质量和知名度不断提升。

　　博士研究生教育位于研究生教育的最顶端，博士研究生也是学校科学研究的重要力量。一大批优秀博士研究生，在他们学术创作最激情的时期，来到珞珈山下、东湖之滨。珞珈山的浑厚，奠定了他们学术研究的坚实基础；东湖水的灵动，激发了他们学术创新的无限灵感。在每一篇优秀博士学位论文的背后，都有博士研究生们刻苦钻研的身影，更有他们的导师的辛勤汗水。年轻的学者们，犹如在海边拾贝，面对知识与真理的浩瀚海洋，他们在导师的循循善诱下，细心找寻着、收集着一片片靓丽的贝壳，最终把它们连成一串串闪闪夺目的项链。阳光下的汗水，是他们砥砺创新的注脚；面向太阳的远方，是他们奔跑的方向；导师们的悉心指点，则是他们最值得依赖的臂膀！

博士学位论文是博士生学习活动和研究工作的主要成果，也是学校研究生教育质量的凝结，具有很强的学术性、创造性、规范性和专业性。博士学位论文是一个学者特别是年轻学者踏进学术之门的标志，很多博士学位论文开辟了学术领域的新思想、新观念、新视阈和新境界。

据统计，近几年我校博士研究生所发表的高质量论文占全校高水平论文的一半以上。至今，武汉大学已经培育出 18 篇"全国百篇优秀博士学位论文"，还有数十篇论文获"全国百篇优秀博士学位论文提名奖"，数百篇论文被评为"湖北省优秀博士学位论文"。优秀博士结出的累累硕果，无疑应该为我们好好珍藏，装入思想的宝库，供后学者慢慢汲取其养分，吸收其精华。编辑出版优秀博士学位论文文库，即是这一工作的具体表现。这项工作既是一种文化积累，又能助推这批青年学者更快地成长，更可以为后来者提供一种可资借鉴的范式抑或努力的方向，以鼓励他们勤于学习，善于思考，勇于创新，争取产生数量更多、创新性更强的博士学位论文。

武汉大学即将迎来双甲华诞，学校编辑出版该文库，不仅仅是为百廿武大增光添彩，更重要的是，当岁月无声地滑过 120 个春秋，当我们正大踏步地迈向前方时，我们有必要回首来时的路，我们有必要清晰地审视我们走过的每一个脚印。因为，铭记过去，才能开拓未来。武汉大学深厚的历史底蕴，不仅在于珞珈山的一草一木，也不仅仅在于屋檐上那一片片琉璃瓦，更在于珞珈山下的每一位学者和学生。而本文库收录的每一篇优秀博士学位论文，无疑又给珞珈山注入了新鲜的活力。不知不觉地，你看那珞珈山上的树木，仿佛又茂盛了许多！

李晓红

2013 年 10 月于武昌珞珈山

摘　　要

　　胶质母细胞瘤(glioblastoma multiforme，GBM)是成人中枢神经系统最常见最致命的原发性恶性肿瘤，常用治疗方法为手术治疗、放疗和化疗。但即使是联合应用手术治疗与放化疗，患者的预后仍然较差，确诊后的中位生存时间只有 14 个月。如何提高 GBM 治疗效果是神经外科临床和基础研究迫切需要解决的难题。目前的观点认为，GBM 治疗效果的提高，依赖于对其发生发展过程中分子机制的进一步了解。

　　GBM 的异常增殖是 GBM 的一个重要特征，抑制 GBM 细胞增殖可以提高患者的生存率，但目前还不清楚 GBM 细胞异常增殖的分子机制。本书前期通过基因芯片方法检测了大量基因在人脑 GBM 组织与正常脑组织中的表达量，发现 G 蛋白 RND3 基因表达水平在人脑 GBM 组织中远远低于其在正常脑组织中，体外细胞水平实验研究表明稳定高表达外源性 RND3 可以明显抑制 GBM 细胞的增殖。在此基础上进行的小鼠脑内种植 GBM 细胞的实验结果进一步显示高表达 RND3 可以明显抑制 GBM 肿瘤的生长。这些实验结果均提示：RND3 通过抑制 GBM 细胞的增殖从而抑制肿瘤生长。

　　RND3 作为小 G 蛋白 GTP 水解酶(small GTPase)家族中的一员，可以调节部分肿瘤细胞的增殖，但具体机制尚不清楚。前期实验结果提示 RND3 基因的表达水平与 Notch1 信号的强弱紧密相关，敲除小鼠颅内 RND3 基因可以激活 Notch1 信号通路。GBM 细胞系 U251 细胞中 RND3 可以通过结合 Notch1 受体的活性形式—Notch1 受体的膜内段—NICD，影响并降低细胞核内的 NICD 的表达水平。这些结果提示 RND3 可能通过调节细胞核内 NICD

1

的表达水平来调节 Notch1 信号，Notch1 信号通路是调节 GBM 细胞增殖的关键信号通路，但到目前为止，Notch1 信号调控细胞增殖的分子机制仍不清晰。如何准确、有效而又合理地控制 Notch1 信号仍然是 GBM 临床治疗中的巨大挑战。基于这些困难，本书在前期研究的基础上提出了 RND3 通过调节 Notch1 信号通路进而调节 GBM 细胞增殖的假说。为了验证这一假说，本书分为四部分进行研究：①RND3 在 GBM 内的表达及与患者术后生存时间的关系；②RND3 在 GBM 细胞增殖中的作用；③RND3 调节 GBM 细胞增殖的机制；④RND3 调节 Notch1 信号通路的分子机制。

2.1 RND3 在 GBM 内的表达及与患者术后生存时间的关系

目的：

检测 RND3 在胶质母细胞瘤内的表达量，揭示 RND3 与患者术后生存时间的关系。

方法：

检测小鼠各个器官内特别是中枢神经系统中 RND3 的表达水平，为研究 RND3 在 GBM 细胞增殖中的作用提供生理依据；收集人脑 GBM 与正常脑组织，采用荧光双染检测 RND3 在胶质细胞、神经细胞及 GBM 细胞内的表达位置；采用免疫印迹技术与荧光定量 PCR 检测 RND3 蛋白在正常脑组织和 GBM 组织中的表达水平，应用 student t test 检验 RND3 蛋白水平在 GBM 与脑组织内的差别是否有统计学意义，应用 mann-Whitney's test 检验 RND3 mRNA 的表达水平在 GBM 与脑组织内的差别是否有统计学意义；采用免疫组织化学染色方法用于回顾性分析 49 例 GBM 患者 RND3 表达水平，定量后从小到大排列，前 25 例为 RND3 低表达组，后 24 例为 RND3 高表达组，患者术后存活时间为患者手术之后存活的月数，应用 mann-Whitney's test 和 Kaplan-Meier test 检验 RND3 低表达组和高表达组术后生存时间差异有无统计学意义，本文选取 $P<0.05$，差异有统计学意义。

结果：

（1）RND3 在中枢系统高表达：Laz staing 结果显示，RND3 在中枢神经系统高表达；荧光定量 PCR 结果显示，RND3 在脑组织内高表达。

（2）RND3 在胶质细胞和神经元内高表达：免疫荧光双染结果显示，RND3 在胶质细胞和神经元内高表达，且主要表达于细胞核内。

（3）RND3 在 GBM 内主要表达于细胞核：免疫组织化学染色及免疫荧光结果显示，RND3 在 GBM 细胞内主要表达于细胞核内。

（4）人脑 GBM 组织中的 RND3 表达水平低于正常脑组织：免疫组织化学染色结果显示，与正常脑组织相比，RND3 在人脑 GBM 组织内低表达，RND3 表达量从正常脑组织到 GBM 组织，逐渐降低。免疫印迹结果显示，在 4 例人脑 GBM 组织及配对脑组织中，RND3 在 GBM 内蛋白表达量都低于其配对脑组织；荧光定量 PCR 结果显示，在 4 例人脑 GBM 组织及配对脑组织中，RND3 在 GBM 内 mRNA 表达量都低于其配对脑组织（$P<0.05$）。免疫印迹结果显示，RND3 在 15 例 GBM 内蛋白平均表达量低于在 15 例正常脑组织的蛋白平均表达量（$P<0.001$）；荧光定量 PCR 结果显示，RND3 在 13 例 GBM 内 mRNA 平均表达量低于在 13 例正常脑组织 mRNA 的平均表达量（$P=0.001<0.05$）。

（5）RND3 低表达患者的生存时间短于 RND3 高表达的患者：RND3 低表达组患者生存时间明显短于 RND3 高表达组患者，差异具有统计学意义（$P<0.001$）。

结论： RND3 在 GBM 组织内低表达，可能在 GBM 发生发展中有重要作用。

关键词： RND3　GBM　生存时间

2.2　RND3 在 GBM 细胞增殖中的作用

目的：

本研究发现 RND3 在 GBM 内低表达并与患者的预后密切相关，

3

提示 RND3 可能是 GBM 发生发展中的一个关键作用因子，因而需要进一步探讨 RND3 在 GBM 细胞中的作用。

方法：

构建 RND3 基因敲除小鼠，观察其是否能自发形成 GBM，并观察小鼠中枢神经系统相关变化；采用免疫组织化学染色方法回顾性分析 20 例人脑 GBM 患者肿瘤中 RND3 表达量，定量后按照从小到大排列，较小的 10 例定义为 RND3 低表达组，较大的 10 例定义为 RND3 高表达组，采用 mann-Whitney's test 分析两组肿瘤大小（肿瘤大小为手术时切除的肿瘤大小）之间的差异有无统计学意义；免疫印迹技术定量检测后，使用 Pearsont t test 分析 15 例 GBM 组织和相应正常脑组织中的 RND3 表达量与 Histone H3 磷酸化水平之间的相关性；检测 U87 及 U251 细胞内 RND3 表达量，选出本研究所需的主要细胞；构建稳定高表达和低表达 RND3 的四个 GBM 细胞系：GFP、GFP-RND3、siCtrl 和 siRND3，应用细胞计数法绘制 1~4 天细胞生长曲线，应用 student t test 检验高表达、低表达 RND3 组与其各自对照组之间的差异有无统计学意义；BrdU 法检测细胞增殖，并进行定量分析，计算各组阳性细胞百分比，应用 student t test 检验高表达、低表达 RND3 组与其各自对照组之间的差异有无统计学意义；免疫印迹技术检测细胞内 Histone H3 磷酸化水平；通过立体定向法将 RND3 高表达和正常表达的 GBM 细胞分别注射到裸鼠右脑尾状核，15 周后取鼠脑观察肿瘤大小并进行定量分析。

结果：

（1）成功构建 RND3 基因敲除小鼠：RND3 基因敲除小鼠构建成功，无自发性 GBM 形成。较对照组小鼠而言，RND3 基因敲除小鼠生长发育缓慢，但脑部发育先于对照组小鼠。

（2）人脑 GBM 组织中 RND3 表达水平与肿瘤大小和 HistoneH3 磷酸化水平均呈负相关：RND3 高表达组患者肿瘤组织的体积小于 RND3 低表达组患者（$P = 0.015 < 0.05$）；肿瘤组织中 RND3 表达水平与 Histone H3 磷酸化水平呈负相关（$R = -0.4598$，$P = 0.0053 < 0.05$）。

（3）选择 U251 细胞作为研究 GBM 的主要细胞：U251 和 U87

4

都有 RND3 表达，但 RND3 在 U251 中表达相对较低，而 Histone H3 的磷酸化水平相对较高。因为本书重点研究高表达 RND3 对 GBM 的作用，U251 细胞中 RND3 表达降低，转染 RND3 质粒后，更易得到与野生型 U251 细胞对比明显的 RND3 表达量，从而引起细胞表型和相关信号通路的改变；且 U251 中的 RND3 也可以检测到，足以用于 RND3 敲除实验，因此，选用 U251 作为本实验的主要细胞，同时使用 U87 细胞进行验证。

（4）成功构建 RND3 高表达和 RND3 低表达的稳定细胞系：在波长 488nm 的激发光线刺激下细胞发出均一的绿色荧光，免疫印迹结果显示，高表达 RND3 的细胞 RND3 蛋白表达量明显升高，低表达 RND3 的细胞 RND3 蛋白表达量明显降低；荧光定量 PCR 结果显示，高表达 RND3 的细胞，RND3 的 mRNA 明显升高（$P < 0.0001$）；低表达 RND3 的细胞，RND3 的 mRNA 明显降低（$P < 0.0001$）。

（5）RND3 可以在体外负性调节 GBM 细胞增殖：细胞增殖曲线显示，在第一天和第二天，高表达 RND3（GFP-RND3 组）细胞数量明显减少（$P<0.05$），低表达 RND3（siRND3 组）细胞数量明显增多（$P<0.05$）；在第三天和第四天，差异进一步扩大，高表达 RND3 组（GFP-RND3 组）细胞数量明显减少（$P<0.05$），低表达 RND3（siRND3 组）细胞数量明显增多（$P<0.05$）。BrdU 结果显示，高表达 RND3 细胞 BrdU 阳性细胞比例变小（$P = 0.003<0.05$），低表达 RND3 细胞 BrdU 阳性细胞比例变大（$P=0.003<0.05$）。免疫印迹结果显示，高表达 RND3，Histone H3 磷酸化表达水平降低；低表达 RND3，HistoneH3 磷酸化水平升高。

（6）RND3 在体内可以抑制 GBM 肿瘤生长：9 只 GFP 组裸鼠都有肉眼可见肿瘤，而 9 只 GFP-RND3 组裸鼠只有一只具有很小的肉眼可见肿瘤，定量后发现，高表达 RND3 组（GFP-RND3）肿瘤的体积明显小于对照组（GFP）（$P<0.001$）。

结论：

（RND3 可以抑制 GBM 细胞增殖和 GBM 肿瘤生长。）

关键词　RND3　GBM　细胞增殖

2.3 RND3 调节 GBM 细胞增殖的机制

目的：

RND3 可以调节 GBM 细胞的增殖，但机制尚不清楚。应用基因芯片技术检测 RND3 基因敲除小鼠脑组织内基因表达后发现多个 Notch1 信号通路靶基因表达升高，提示 RND3 可能调节 Notch1 信号通路。拟研究 RND3 对 Notch1 信号通路的作用及 Notch1 信号通路在 RND3 调节 GBM 细胞增殖中的作用。

方法：

采用基因芯片技术检测 RND3 基因敲除小鼠脑组织中基因表达的变化，并采用荧光定量 PCR 和免疫印迹技术检测 RND3 基因敲除小鼠和正常小鼠脑组织中 Notch1 信号通路靶基因 HES1 的蛋白和 mRNA 表达量，应用 student t test 检验差异有无统计学意义；应用荧光定量 PCR 检测在上调或下调 RND3 表达后的 GBM 细胞中 Notch1 信号通路靶基因表达的变化，荧光素酶法检测 Notch1 信号通路活性变化，免疫印迹技术检测 Notch1 信号调节的蛋白表达变化，应用 student t test 检验差异有无统计学意义；采用免疫组织化学染色、免疫印迹技术和荧光定量 PCR 等方法检测人脑 GBM 组织与正常脑组织中 Notch1 及 Notch1 信号通路靶基因 HES5 的表达水平，采用 Pearson t test 检验 RND3 与 HES5 表达水平的相关性。应用细胞计数法和 BrdU 法检测活化 Notch1 信号通路（转染 Flag-NICD）或抑制 Notch1 信号通路（Compound E 和 siNotch1）后各组细胞数量和 BrdU 阳性细胞数量，并绘制生长曲线和计算 BrdU 阳性细胞百分比，应用 student t test 检验差异有无统计学意义。转染 Flag-NICD 到稳定高表达 RND3 的细胞中，BrdU 法和细胞计数法检测 GFP、GFP-RND3 和 GFP-RND3＋Flag-NICD 组的细胞数和 BrdU 阳性细胞数，计算 BrdU 阳性细胞百分比，应用 one way anova 检验三组之间差异有无统计学意义。将 GBM 细胞分为两组，给予 DMSO 和 Compound E 处理，分别转染 siCtrl 和 siRND3 后分为两个亚组；在第 1、2、3、4 天，使用细胞计数分别得到各个亚组细胞

6

数，应用 one way anova 检验各组之间差异有无统计学意义；将 GBM 细胞分为两组，给予 siCtrl 和 siNotch1 处理，分别转染 siCtrl 和 siRND3 后分为两个亚组；在第 1、2、3、4 天，使用细胞计数分别得到各个亚组细胞数，应用 one way anova 检验各组之间差异有无统计学意义。

结果：

（1）RND3 在中枢神经系统中可以调节 Notch1 信号通路：基因芯片结果显示，RND3 基因敲除小鼠脑组织中 Notch1 信号通路中的多个靶基因表达增加；免疫印迹及荧光定量 PCR 结果显示 RND3 基因敲除小鼠的脑组织内的 HES1 蛋白和 mRNA 表达水平均明显增高（$P<0.05$）。

（2）RND3 在 GBM 内可以负性调节 Notch1 信号通路：在 U251 细胞中，荧光定量 PCR 结果显示，高表达 RND3 U251 细胞中 HES1 的 mRNA 表达降低（$P=0.0077<0.05$），低表达 RND3 U251 细胞中 HES1 的 mRNA 表达增加（$P=0.0016<0.05$）；免疫印迹技术结果显示，高表达 RND3 细胞中 HES1 蛋白表达降低，低表达 RND3 细胞中 HES1 的蛋白表达增高；荧光素酶结果显示，细胞中 RND3 高表达时荧光素酶活性降低（$P=0.0001<0.05$），反之荧光素酶活性升高（$P=0.0002<0.05$）；在 U87 细胞和 293T 细胞中得到的结果与 U251 细胞一致；在正常人脑组织和 GBM 组织中，RND3 mRNA 表达量与 HES5 mRNA 表达量呈负相关（$R=-0.8430$，$P=0.0002<0.05$）。

（3）Notch1 信号通路可以调节 GBM 细胞增殖：免疫组织化学染色及免疫印迹结果显示，GBM 组织内 Notch1 及 Notch1 靶基因 HES5 的表达高于正常脑组织。Flag-NICD 激活 Notch1 信号通路后，细胞中 HistoneH3 磷酸化水平升高，细胞数明显增多（$P<0.05$），BrdU 阳性细胞百分比增大（$P<0.05$）；Compound E 或 siNotch1 抑制 Notch1 信号通路后，细胞内 HistoneH3 磷酸化水平明显降低，细胞数明显减少（$P<0.05$），BrdU 阳性细胞百分比明显减小（$P<0.05$）。

（4）RND3 通过调节 Notch1 信号通路调节 GBM 细胞增殖：在体外培养环境下，高表达 RND3（GFP-RND3 组）U251 细胞比正常表达 RND3(GFP 组)U251 细胞的细胞数明显减少，BrdU 阳性细胞百分比减小；然而，与 GFP 组相比，高表达 RND3 和 NICD(GFP-RND3+Flag-NICD 组)U251 细胞的细胞数与 BrdU 阳性细胞数没有明显改变，差异无统计学意义($P=0.292>0.05$)。在 U251 细胞中，敲低 RND3，细胞数增多($P<0.05$)，然而，在阻断 Notch1 信号通路的 U251 细胞中，敲低 RND3，细胞数量无明显改变，与对照组相比，差异无统计学意义($P>0.05$)。

结论：

(GBM 中 RND3 可以负性调节 Notch1 信号通路，Notch1 信号通路是 RND3 调节 GBM 细胞增殖的关键信号通路。)

关键词：RND3　Notch1 信号通路　细胞增殖

2.4　RND3 调节 Notch1 信号通路的机制

目的：

RND3 在 GBM 内通过调控 Notch1 信号通路调节细胞增殖，但具体机制尚不明确。在 Notch1 信号通路中，Notch1 经剪切生成 NICD，进入细胞核，在 MAML 1 的参与下与 CSL 结合形成 NICD-CSL-MAML 1 集团，绑定到 Notch1 信号通路靶基因启动子上，进而调节靶基因的表达；前述研究发现，RND3 主要表达于细胞核中，因此其可能在细胞核内发挥主要作用，而在 Notch1 信号通路中，处于细胞核且发挥关键作用的是 NICD-CSL-MAML 1 集团，因此，本文主要研究 RND3 是否通过调节 NICD-CSL-MAML 1 集团进而调节 Notch1 信号通路。

方法：

采用免疫荧光检测 RND3、Notch1、CSL 和 MAML 1 在 GBM 细胞 U251 内的表达；采用免疫印迹技术检测高表达 RND3 后 Notch1、CSL 和 MAML 1 的表达量及细胞核内 NICD 的表达量；采用荧光定量 PCR 检测高表达 RND3 后 Notch1、CSL 和 MAML 1 的 mRNA 表达量；采用免疫共沉淀检测 RND3 是否与 Notch1、CSL 和 MAML 1 结合；采用 Chip 检测高表达 RND3 后 NICD 与 HES1 启动子的结合数量，应用 one way anova 检验各组之间差异有无统计学意义；转染 Flag-NICD 到稳定高表达 RND3 的 U251 细胞，采用荧光定量 PCR 检测 GFP、GFP-RND3 和 GFP-RND3 + Flag-NICD 组细胞中 HES1 的 mRNA 表达量，应用 one way anova 检验三组之间差异有无统计学意义；将 GBM 细胞分为两组，给予 siCtrl 和 siNotch1 处理，分别转染 siCtrl 和 siRND3 后分为两个亚组，应用荧光定量 PCR 检测各个组 HES1 的 mRNA 表达量，应用 one way anova 检验各个组之间差异有无统计学意义；采用免疫印迹技术检测 RND3 和 Notch1 在 15 例正常人脑组织和 15 例 GBM 组织中的表达量，定量并采用 Pearson t test 检验 RND3 与 Notch1 蛋白表达量的相关性；采用免疫印迹技术检测高表达 RND3 在阻断泛素化途径的情况下对 NICD 的作用。

结果：

（1）RND3 与 Notch1 都主要表达于细胞核：免疫荧光双染结果显示，GBM 细胞系 U251 细胞、GBM 组织中的 RND3 和 Notch1 主要表达于细胞核内，而且具有相同的表达位点。

（2）RND3 与 NICD 结合：免疫共沉淀结果显示，在 Myc-RND3 沉淀的蛋白中，可以检测到 Flag-NICD；在 Flag-NICD 沉淀的蛋白中，可以检测到 Myc-RND3。

（3）RND3 可以降低 NICD 蛋白表达量，但 mRNA 表达量无明显改变：免疫印迹结果显示，高表达 RND3 可以降低 NICD 的表达量，尤其是细胞核内 NICD 的表达量；荧光定量 PCR 结果显示，高表达 RND3（GFP-RND3 组）时，Notch1 的 mRNA 表达量无明显改变（$P>0.05$）。

（4）RND3 与 CSL 表达位置相同：免疫荧光双染结果显示，RND3 与 CSL 在 GBM 中主要表达于细胞核，且表达位点相同。

（5）RND3 可以与 CSL 结合：免疫共沉淀结果显示，在 GFP-RND3 沉淀的蛋白中，可以检测到 Myc-CSL；在 Myc-CSL 沉淀的蛋白中，可以检测到 GFP-RND3。

（6）高表达 RND3 可以降低 CSL 蛋白表达量，但 CSL mRNA 无明显改变：免疫印迹结果显示，高表达 RND3，CSL 蛋白表达量明显降低；荧光定量 PCR 结果显示，高表达 RND3 时，CSL 的 mRNA

表达量无明显改变（$P>0.05$）。

（7）RND3 与 MAML 1 表达位置相同：免疫荧光双染结果显示，RND3 与 MAML 1 在 GBM 中主要表达于细胞核，且表达位点相同。

（8）RND3 可以与 MAML 1 结合：免疫共沉淀结果显示，在 GFP-RND3 沉淀蛋白中，可以检测到 Flag-MAML 1；在 Flag-MAML 1 沉淀的蛋白中，可以检测到 GFP-RND3。

（9）高表达 RND3 可以降低 MAML 1 蛋白表达量，但 MAML 1 的 mRNA 表达量无明显改变：免疫印迹结果显示，高表达 RND3，MAML 1 蛋白表达量明显降低；荧光定量 PCR 结果显示，高表达 RND3 时，MAML 1 的 mRNA 表达量无明显改变（$P>0.05$）。

（10）RND3 调节 NICD 表达量是 RND3 调节 Notch1 信号通路的关键：CHIP 结果显示，高表达 RND3 后，NICD 与 HES1 启动子结合减少（$P<0.001$）。在 U251 细胞中，高表达 RND3（GFP-RND3 组），HES1 的 mRNA 表达明显降低（$P<0.001$），同时高表达 RND3 与 Flag-NICD（GFP-RND3+Flag-NICD 组），HES1 的 mRNA 表达量与对照组（GFP 组）相比，差异无统计学意义（$P=0.3121>0.05$）。在 U251 细胞中，敲低 RND3（siRND3），HES1 的 mRNA 表达量明显升高（$P=0.02529<0.05$），然而，在阻断 NICD 表达（siNotch1）的 U251 细胞中，敲低 RND3（siRND3），HES1 的 mRNA 表达量无明显改变，与对照组相比，差异无统计学意义（$P=0.2118>0.05$）。在 GBM 组织和正常脑组织中，RND3 与 Notch1 蛋白表达量负相关（$R=-0.6003$），具有统计学意义（$P=0.0002<0.05$）。

（11）RND3 通过调节 NICD 稳定性调节 NICD 表达量：免疫印迹结果显示，NICD 表达量随 RND3 表达量增加而减少，但当我们使用 MG-132 阻断细胞的泛素化时，NICD 表达量随着 RND3 表达量增加无明显改变。

结论：

RND3 通过降低 NICD-CSL-MAML 1 集团的表达量抑制 Notch1 信号通路，这一过程的关键是 RND3 对 NICD 表达量的调节。

关键词：RND3 NICD CSL MAML 1 HES1

Abstract

Glioblastoma multiforme (GBM) was the most common and lethal primary brain tumor in adults. The current gold standard of therapy for GBM consisted of surgical resection when feasible followed by chemo and radiotherapy. Despite combined with them, GBM remained a uniformly lethal disease with a dismal prognosis. Median patient survival continued to be 14 months post-diagnosis. Thus the field was in great need for new and novel tumor-specific therapies.

Uncontrolled proliferation was one of the most important characters of glioblast-oma, inhibition of glioblastoma proliferation can improve the outcome of patients. However, the mechanism of uncontrolled proliferation was still unknown. We detected the expression level of genes in human glioblastoma and human normal brain by using Gene Chip Technology and found that RND3 gene was down regulated significantly in glioblastoma compared to normal brain tissues. The proliferation of glioblastoma was inhibited when RND3 was over expressed in U251 cells which was one of the most popular glioblastoma cells in glioblasotma research. Glioblastoma cells which stable over expressed RND3 and its control were injected into nude mice brain and data showed that the tumors were smaller when RND3 was over expressed. These data indicated that RND3 inhibited glioblastoma cells proliferation and glioblastoma growth both in vitro and in vivo.

RND3 is a member of the Rnd subfamily with unusual properties in that it lacks any detectable GTP ase activity and it does not bind GDP. Therefore, RND3 does not behave like a conventional molecular

1

switch. Article has reported that RND3 controlled cells proliferation but the mechanism was unclear. In the RND3 gene knock out mouse brain, we found that Notch1 signaling was activated, and most important, we found that RND3 can form complex with Notch1 active form NICD and decreased NICD expression level in the nucleus, indicated that RND3 regulated Notch1 signaling by decreasing NICD expression level in the nucleus.

Notch1 signaling was a critical signaling which controlled glioblastoma proliferatio, however the mechanism that Notch1 signaling controlled proliferation was still unclear. So we hypothesized that RND3 regulated glioblastoma cell proliferation by regulating Notch1 signaling.

In this study, we setted four parts to test our hypothesis: 1) the expression of RND3 in human normal brain and glioblastoma samples; 2) the effect of RND3 in human glioblastoma proliferation; 3) the effect of RND3 in Notch1 signaling in human glioblastoma cells; 4) the mechanism of RND3 regulated Notch1 signaling.

2.1 RND3 expression level in human glioblastoma and the relationship with the survival time of glioblastoma patients

Objective

To investigate the expression level of RND3 in human glioblastoma, and detect the prognostic value of RND3 in glioblastoma patients.

Methods

Laz staing was used to detect the expression level of RND3 in the mouse and Realtime PCR was used to detect the expression level of RND3 in mouse brain. Immunofluorescence was detected the location of RND3 in human glial cells, nerve cells and glioblastoma cells. Western blot was used to detect RND3 protein expression level in 15 human glioblastomas and 15 normal brain tissues; Realtime PCR was used to detect mRNA level of RND3 in 13 GBM and 13 normal brain tissues.

RND3 expression level in 49 human gliobalstoma was detected and RND3 expression level on the basis of immunohistochemistry results was quantified and sort from low to high, separated into low group ($n = 25$) and high group ($n = 24$). The survival time was the months that patients can survive after surgery and subjected to Kaplan-Meier curve assessment. Data were expressed as means ± standard errors of the means. Statistical analysis was performed with SigmaPlot (version 11.0 and spss 13.0). Differences between means were assessed with the student t test or mann-Whitney's test; In multiple comparisons, one-way analysis of variance (ANOVA) was used; Pearson's test was used to detect the correction of two groups and compare quantitative values of expression; Survival curves were plotted by the Kaplan-Meier method and compared by log-rank test.

Results

(1) RND3 was highly expressed in the brain: Laz staing showed that RND3 was highly expressed in mouse brain and Realtime PCR showed that mRNA level of RND3 was high expression in mouse brain.

(2) RND3 was high expression in human glial cells and nerve cells: Immuflurance data showed that RND3 was highly expressed in human glial cells and nerve cells, and RND3 was mainly expressed in the nucleus.

(3) RND3 was mainly expressed in the nucleus: Immustaining result showed that RND3 was mainly expressed in the nucleus in human glioblastoma.

(4) RND3 was down regulated in human glioblastoma tissues compared to normal brain tissues: Immustaing result showed that RND3 expression was lower in the human glioblastoma tissues compared to normal brain tissues, and the expression of RND3. Western blot data showed that RND3 protein expression level was lower in the 4 human glioblastoma tissues compared to its paired normal brain tissues;

3

Realtime PCR data showed that mRNA expression level of RND3 was lower in the 4 human glioblastoma tissues compared to their paired normal brain tissues, there was significant difference between glioblstoma tissues and paired normal brain tissues($P<0.01$); Western blot data showed that protein expression level of RND3 was lower in 15 human glioblastoma tissues compared to 15 normal brain tissues, there was significant difference between glioblstoma tissues and paired normal brain tissues($P<0.001$).

Realtime PCR result showed that mRNA level of RND3 was lower in 13 human glioblastoma tissues compared to 13 normal brain tissues, there was significant difference between glioblstoma tissues and paired normal brain tissues($P=0.001<0.05$).

(5) RND3 has a negative relationship with survival time of glioblasotma patients: The survival time of patients, whose tumor has a low RND3 expression level, was shorter than the survival time of patients whose tumor had a high RND3 expression level, there was significant difference between these two groups($P<0.001$).

Conclusion

RND3 was a critical protein in human glioblasotma.

Key words　RND3　glioblastoma　survival time

2.2　RND3 regulated glioblastoma cells proliferation and tumor growth

Objective

To detect the effect of RND3 in human glioblastoma cell proliferation.

Methods

RND3 gene kouck out mouse was generated, and whether glioblastoma can be found in the mouse brain, the proliferation of the

4

brain was also detected; The expression level of RND3 on the basis of immunohistochemistry results were quantified and sorted from low to high, separated into low group ($n = 10$) and high group ($n = 10$), the tumor size was quantitatied in the surgery and mann-Whitney's test was used to detect the difference between RND3 low group and RND3 high group; Western blot was used to detect the expression level of RND3 and p-Histone H3 in 30 human samples and Pearson t test was used to detect the correlation of RND3 and p-Histone H3; Western blot was used to detect the expression level of RND3, NICD and p-histone H3 in U87 and U251 cells; U251 glioblastoma cells stably expressing either GFP-RND3 (U251-GFP-RND3) or containing vector alone as a control (U251-GFP), either siRND3(U251-siRND3) or containing vector alone as a control (U251-siCtrl) were generated; a variety of assays (BrdU, groth culve, p-Histone H3 expression level) were used to detect the proliferation of U251-GFP, U251-GFP-RND3, U251-siCtrl and U251-siRND3 cells, differences between means were assessed with the student t test. We also tested the effects of RND3 over expression on the ability of U251 cells to generate solid tumors *in vivo*. An intracranial glioblastoma model ($n = 9$ for each group), which involved the injection of RND3-expressing or control U251 cells into the cerebral cortex of Athymic-nu/nu male mice, was used for this purpose; At 15 weeks after injection, the tumors were harvested and differences between means were assessed with the student t test.

Results

(1) RND3 can regulate brain cell proliferation: No glioblastoma was found in RND3 gene knock out mouse brain, however, we found that the mouse brain was bigger when RND3 gene was knocked out and the proliferation of brain cells was increased.

(2) RND3 has a negative relationship with tumor size of glioblastoma patients and p-Histone H3 expression level: The tumor was smaller in the RND3 high expression group compared to RND3 low

expression group, there was significant difference between these two groups ($P = 0.015 < 0.05$); RND3 has a negative relationship with p-Histone H3 expresssion level ($R = -0.4598$) and there was significant difference ($P = 0.0053 < 0.05$)

(3) U251 cells were chosen as the mainly cells which was used in this project: Data showed that RND3 can be detected in U251 and U87 cells, and RND3 expression was lower in U251 cells compared to U87 cells, because we mainly focus on the inhibition effect of RND3 in glioblastoma, so we choose U251 cells as the main cells used in the project.

(4) All the RND3-positive clones expressed RND3 at a significantly higher or lower level than vector control or parental cells: All the cells have even green fluorescen when spot by the laser at 488; RND3 was over expressed in GFP-RND3 group compared to GFP group and there was significant difference between GFP group and GFP-RND3 group($P < 0.001$); RND3 was down regulated in siRND3 group compard to siCtrl group and there was significant difference between siCtrl group and si-RND3 group($P < 0.001$).

(5) RND3 can negatively regulate glioblastoma proliferation in vitro: Cellgrowth culve showed that the cell number was smaller in GFP-RND3 group, and there was siginifcant difference compared to GFP group ($P < 0.001$); The cell number was bigger in siRND3 group and there was siginifcant difference compared to siCtrl group ($P < 0.001$). BrdU positive cells decreased when RND3 was up-regulated (GFP-RND3)and there was siginifcant difference compared its control group (GFP)($P < 0.001$). BrdU positive cells inceased when RND3 was down-regulated (siRND3)and there was siginifcant difference compared to its control goup (siCtrl) ($P < 0.001$). The expression of p-Histone H3 decreased when RND3 was up-regulated (GFP-RND3); p-Hisotne H3 expression level inceased when RND3 was down-regulated (siRND3).

(6) RND3 can inhibit glioblastoma growth in vivo: Glioblastoma

can be seen in 9 nude mice in GFP group ($n=9$), however, there was only 1 glioblastoma can be seen in a nude mouse in GFP-RND3 group ($n=9$). There was significant difference between GFP group and GFP-RND3 group($P<0.001$).

Conculsion

RND3 negatively regulated glioblastoma cell proliferation.

Key Words   RND3   Prolifertion   BrdU   p-Histone H3

2.3   RND3 regulated GBM proliferation by negatively regulating Notch1 signaling

Objective

To detect the mechanism of RND3 regulating GBM proliferation.

Methods

Microarray was used to detect all the genes expression level in RND3 gene knockout mouse and its control. Western blot and Realtime PCR were used to detect Hes1 mRNA and protein level in the brain of RND3 gene knock out mouse and its control, and student t test was used to test the difference between these two groups. Realtime PCR was used to detect HES1, HEY1 and HES5 mRNA expression level when RND3 was up or down regulated in human glioblasotma cells. Western blot was used to detect HES1 protein expression level when RND3 was up or down regulated in human glioblasotma cells, student t test was used to detect the difference between up or down regulated RND3 group and their controls. Immustaing was used to detect the expression of Notch1 in human samples. Realtime PCR was used to detect the mRNA level of Notch1 target gene, HES1 and HES5, in human samples. Western blot was used to detect the protein level of Notch1, HES1 and HES5 in human samples. Flag-NICD or siNotch1 was transfected into U251 cells to active or inhibit Notch1 signaling and Compound E was a drug used to inhibited Notch1 signaling, p-Hisotne H3 expression level, cell number

7

and BrdU positive cells were detected when Flag-NICD, siNotch1 or Compound E was given to the cells. In rescue experiments, Flag-NICD was used to active Notch1 signaling after RND3 was transfected to U251 cells, cells number and BrdU positive cells were detected, Stastics analysis was performed with one way anova compared to the Ctrl group. In other hands, cells were given DMSO or Compound E, and named DMSO and Compound E group, then each group was given siCtrl and siRND3 sepratedly, cell number and BrdU were used to detect the proliferation of cells, P value was for comparison to control group one way anova; cells were given siCtrl or siNotch1, and named siCtrl and siNotch1 group, then each group was given siCtrl and siRND3 sepratedly, cell number was detected, P value was for comparison to control group (siCtrl) and from one way anova.

Results

(1) RND3 can regulate Notch1 signaling in the brain: Microarray data showed that Notch1 signaling target gene expression level increased in the mouse brain when RND3 was knocked out. Western blot and Realtime PCR data showed that HES1, the target gene of Notch1 signaling, expresson level increased both in protein level and mRNA level when RND3 was knocked out and there was significant difference compared to control group($P<0.05$).

(2) RND3 can negatively regulate Notch1 signaling in glioblastoma: HES1 mRNA level increased when RND3 was knocked down and there was significant difference compared to control group ($P = 0.0077 < 0.05$); HES1 mRNA level decreased when RND3 was over expressed and there was significant difference compared to control group ($P = 0.0077<0.05$). HES1 protein level increased when RND3 was knocked down and HES1 protein level decreased when RND3 was over expressed. Endogenous-induced transcription of the reporter was inhibited when RND3 was over expressed in U251 cells and there was significant difference compared to control group ($P=0.0001<0.05$); Endogenous-

induced transcription of the reporter was actived when RND3 was down expressed in U251 cells and there was significant difference compared to control group ($P = 0.0002 < 0.05$). We got the similar result in U87 and 293T cells.

(3) Regulating Notch1 signaling can regulate glioblastoma proliferation: Immustaing result showed that RND3 higher expression in human glioblastoma compared to normal brain tissues; Western blot showed that the expression of Notch1 and HES5 was higher in human glioblastoma, and there was significant difference compared to normal brain tissues. The cell number increased when Notch1 signaling was actived by Flag-NICD, and there was significant difference compared to its control ($P < 0.05$); Cell number decreased when Notch1 signaling was inhibited by compounE or siNotch1, and there was significant difference compared to their control groups ($P < 0.05$). BrdU positive cells increased when Notch1 signaling was actived by Flag-NICD and there was significant difference compared to their control groups ($P < 0.05$); BrdU positive cells decreased when Notch1 signaling was blocked by either Compound E or siNotch1 and there was significant difference compared to their control groups ($P < 0.05$).

(4) RND3 regulated proliferation by negatively regulating Notch1 signaling: The cell number decreased when RND3 was over expressed and there was significant difference between GFP group and GFP-RND3 group ($P < 0.001$), however, when we transfected Flg-NICD to active Noth1 signaling, the cell number of GFP-RND + Flag-NICD group was increased and there was no significant difference compared to GFP group ($P = 0.292 > 0.05$). The proliferation index was smaller when Notch1 signaling was blocked by siNotch1 or Compound E, and there was significant difference compared to their control group ($P < 0.001$).

Conclusion

RND3 negatively regulated GBM proliferation by negatively regulating Notch1 signaling.

9

Key Words RND3 Notch1 proliferation glioblastoma

2.4 RND3 regulated Notch1 signaling by decreasing NICD expression in glioblastoma

Objective

To detecte the mechanism of RND3 regulated Notch1 signaling.

Methods

Immunofluorescence was used to detect the location of RND3, Notch1, CSL and MAML 1 in glioblastoma cells. Realtime PCP was used to detect the Notch1, CSL, MAML 1 expression level when RND3 was over expressed. Western blot was used to detect the expression level of NICD, CSL, MAML 1 in the U251 cells when RND3 was over expressed and co-ip was used to detect whether RND3 form complex with NICD, CSL and MAML 1. Chip assay was used to check whether RND3 over expression can decrease NICD bind to HES1 promoter. In rescue experiments, Flag-NICD was transfectd to U251 cells which over expressed RND3, Realtime PCR was used to detect HES1 mRNA level, Stastics analysis was performed with one way anova compared to the Ctrl group. In other hands, cells were given DMSO or Compound E, and named DMSO and Compound E group, then each group was given siCtrl and siRND3 sepratedly, Realtime PCR was used to detect HES1 mRNA level, Stastics analysis was performed with one way anova compared to the Ctrl group. immustaing and western blot was used to detect the expression level of RND3 and Notch1 in human sample and Stastics analysis was performed with Pearson test. MG-132was used to block ubquitin and check whether RND3 decreased NICD expression level by ubquitin.

Results

(1)RND3 and NICD protein was mainly expressed in the nucleus: Immunofluorescence result showed that RND3 and Notch1 was mainly expressed in the nucleus both in glioblastoma cells and glioblasotma tissues.

（2）RND3 can form complex with NICD: Data showed that we can detect Myc-RND3 when we pull the protein by using Flag-NCD and we also can detecte Flag-NICD when we pull the protein by using Myc-RND3.

（3）RND3 over expression decreased NICD protein expression level: Western blot data showed that NICD expression level decreased in the nucleus when RND3 was over expressed in U251 cells. Realtime PCR data showed that there was no significant difference of Notch1 mRNA level in GFP-RND3 gourp and its control.

（4）RND3 and CSL protein was mainly expressed in the nucleus: Immunofluorescence result showed that RND3 and CSL were mainly expressed in the nucleus in glioblastoma cells.

（5）RND3 can form complex with CSL: Data showed that we can detect Myc-CSL when we pull the protein by using GFP-RND3 and we also can detecte GFP-RND3 when we pull the protein by using Myc-CSL.

（6）RND3 over expression decreased CSL protein expression level: Western blot data showed that CSL expression level decreased in the nucleus when RND3 was over expressed in U251 cells. Realtime PCR data showed that there was no significant difference of CSL mRNA level in GFP-RND3 gourp and its control.

（7）RND3 and MAML 1 protein was mainly expressed in the nucleus: Immunofluorescence result showed that RND3 and MAML 1 were mainly expressed in the nucleus in glioblastoma cells.

（8）RND3 can form complex with MAML 1: Data showed that we can detect Flag-MAML 1 when we pull the protein by using GFP-RND3 and we also can detecte GFP-RND3 when we pull the protein by using Flag-MAML 1.

（9）RND3 over expression decreased MAML 1 expression level:

Western blot data showed that MAML 1 expression level decreased in the nucleus when RND3 was over expressed in U251 cells. Realtime PCR data showed that there was no significant difference of MAML 1 mRNA level in GFP-RND3 gourp and its control.

（10）RND3 regulated NICD was critical for RND3 regulating Notch1 signaling：Chip result showed that over expressed RND3 can decreased NICD which bind to the promoter of HES1, and Flag-NICD abolished the effect of RND3 in the Notch 1 signaling; when blocked Notch1 signaling, the effect of RND3 lost.

（11）MG-132 abolish the effect of RND3 in NICD：The expression of NICD decreased when the expression of RND3 increased, the expression of NICD didn't decrease when MG-132 and RND3 were both given to the cells.

Conclusions

RND3 regulated Notch1 signaling by decreasing NICD-CSL-MAML 1 complex expression level, RND3 formed complex with NICD and decreased NICD expression level was critical for RND3 regulting NICD-CSL-MAML 1 complex.

Key words RND3 NICD CSL Maml1 HES1

目　　录

引　言

脑胶质瘤起源于神经胶质细胞，是中枢神经系统最常见的致命恶性肿瘤，占颅内肿瘤的 50%~60%，严重威胁患者身体健康。目前胶质瘤标准治疗包括手术治疗、放疗及化疗。但即使是联合应用手术治疗、放疗和化疗，效果仍然不理想，低级别胶质瘤的平均存活时间仅为 3~5 年，而高级别胶质瘤，尤其是胶质母细胞瘤，患者的中位生存时间只有 14 个月[1]。如何提高胶质瘤治疗效果一直是神经外科研究的热点和迫切需要解决的难题。

胶质瘤治疗失败的原因主要是由于肿瘤细胞分化差、增殖快、侵袭性强，目前的手术方式还无法完全切除肿瘤，手术后的放疗和化疗是现阶段普遍接受的治疗方法。然而，肿瘤细胞对放疗的辐射耐受性可能造成残余肿瘤细胞存活并导致再次复发[2-4]。由于血脑屏障，肿瘤组织内及周边水肿脑组织间隙静水压较高等因素导致肿瘤内化疗药物的有效浓度较低。此外，肿瘤耐药性的产生，全身用药的不良反应等会对化疗的效果造成影响[3]。因此，目前虽然有多种新药进入临床，如替莫唑胺等，但患者的预后仍然较差[5]。现有观点认为，抑癌基因的失活和/或原癌基因的激活是胶质瘤发生和发展的关键，胶质母细胞瘤治疗效果的提高依赖于对胶质母细胞瘤生物学特性的进一步了解[6]。

RND3 又称 RhoE，是 foster 于 1996 年采用酵母双杂交方法鉴定并命名的一个小分子 G 蛋白[7]（分子量为 27kU），RND3 蛋白的分子结构只有一条多肽链，属于单体 G 蛋白，在体内仅以与 GTP 结合的形式存在[8]。对人类 RND3 的研究刚刚展开，RND3 在所有组织中都有表达，但脑组织是 RND3 表达最高的器官之一，研究发现，RND3 基因敲除老鼠表现出神经运动障碍和神经肌肉改变[9]。

RND3 在中枢神经系统发挥重要作用[10]。

最近研究发现，RND3 在肿瘤中常常表达异常并发挥重要作用[11]。RND3 在肝癌中低表达，高表达 RND3 后可以有效抑制肝癌细胞的转移[12-14]，RND3 在结肠癌中低表达，高表达 RND3 后可以抑制结肠癌细胞的生长[15]。RND3 是一个新的抑癌基因[13,16-18]。但迄今为止，RND3 在人脑 GBM 中的作用及机制尚不清楚。

本研究在国内外首次报道了 RND3 在人脑 GBM 中低表达，且与患者生存时间密切相关，是调节 GBM 发生发展的一个关键蛋白。同时通过体内外实验，证实了 RND3 是调节 GBM 细胞增殖的一个关键蛋白，其机制是通过调节 NICD 的稳定性调节细胞核内 NICD 表达量，进而调节 NICD-CSL-MAML 1 稳定性，实现对 Notch1 信号通路的调节。实验结果将有助于了解 GBM 细胞异常增殖及 GBM 肿瘤异常生长的机理，指导早期临床诊断。同时本研究在国内外首次揭示了人脑 GBM 中 RND3 与 Notch1 信号通路之间的调控规律，对于创新性揭示 GBM 发病及恶化的分子机制，寻求 GBM 治疗新方法具有重要意义。

第1章 材料与方法

1.1 免疫组织化学染色

1.1.1 制作蜡块

（1）固定：固定前用 PBS 清洗组织，去除血液，10ml 4% 的多聚甲醛〔使用 PBS 将 32% 多聚甲醛（Electron Microscopy Science 15714-s）稀释而成〕在 4℃固定 48h。

（2）脱水：70% 乙醇摇床上 2h（室温），95% 乙醇 1 摇床上 2h（室温），95% 乙醇 2 摇床上 2h（室温），100% 乙醇 1 摇床上 1h（室温），100% 乙醇 2 摇床上 1h（室温）。

③泡蜡：Histone clear1 摇床上 0.5h（室温），Histone clear2 摇床上 0.5h（室温），泡蜡 1（60℃）1h，泡蜡 2（60℃）过夜，泡蜡 3（60℃）2h 制作蜡块。

1.1.2 切片

将组织周围保留约 0.3cm 厚度的蜡，其余切除。切片厚度为 6μm，50℃热水中展片，编号，37℃烤箱过夜，4℃冰箱保存备用。

1.1.3 免疫组织化学染色

（1）石蜡切片脱蜡至水。

①在 60℃烤片 2h，立即放入 histone clear 1 中（室温）5min；②histone clear 2 中（室温）5min；③histone clear3 中（室温）5min；④100% 乙醇 1、2 中（室温）各 5min；⑤95% 乙醇 1、2 中（室温）各

3

5min；⑥75%乙醇中（室温）5min；⑦PBS 中（室温）5min。

（2）抗原修复：使用以 0.01mol/L 枸橼酸盐缓冲液（pH6.0）进行抗原修复，100℃，抗原修复 20min，自然冷却 20min 后，将片子浸入 PBS 内 5min。

（3）消除内源性过氧化物酶活性：3% H_2O_2 室温孵育 10min，PBS 冲洗（5min×3 次）。

（4）5%正常山羊血清（PBS 稀释）封闭，室温孵育 20min；吸去血清，滴加含 1%BSA（PBS 稀释）经一抗稀释液稀释的 RND3（兔源型，1∶200，实验室制作），Notch1（兔源型，1∶200，abcam，ab27526，USA），4℃过夜；PBS 冲洗，5min×3 次。

（5）滴加试剂盒中的生物素标记二抗，室温孵育 20min；PBS 冲洗，5min×3 次。

（6）滴加试剂盒中的辣根酶标记链霉卵白素，室温孵育 10min；PBS 冲洗，5min×3 次。

（7）DAB 显色剂显色。

（8）利用梯度脱水法脱水并封片，烤干后存放于 4℃冰箱中备用。

（9）照相：采用双盲法采集图片，每个标本采集 3 张免疫组织化学染色的图片（20 倍视野）。

（10）采用 Leica Appliation Suite V4 软件对视野内的所有阳性结果进行定量分析。

1.2　免疫荧光双染

1.2.1　石蜡切片脱蜡至水

① 在 60℃烤片 2h，立即放入 histone clear 1 中（室温）5min；

② histone clear 2 中（室温）5min；

③ histone clear3 中（室温）5min；

④ 100%乙醇 1，2 中（室温）各 5min；

⑤ 95%乙醇 1，2 中(室温)各 5min；

⑥ 75%乙醇中(室温)5min；

⑦ PBS 中(室温)5min。

1.2.2　抗原修复

使用以 0.01mol/L 枸橼酸盐缓冲液(pH6.0)进行抗原修复，100℃，抗原修复 20min，自然冷却 20min，放入 PBS 内 5min。

1.2.3　消除内源性过氧化物酶活性

3%H₂O₂室温孵育 10min，PBS 摇床上冲洗(5min×3 次)。

1.2.4　孵育一抗

5%正常山羊血清(PBS 稀释)封闭，室温孵育 20min。吸去血清，孵育相关一抗，RND3(兔源性，1：200，实验室制作)，GFPA(鸡源性，1：200，ab4674，USA)，NSE(鸡源性，1：200，ab39369，USA)，RND3 与 GFAP 双染，RND3 与 NSE 双染；4℃过夜；PBS 冲洗，5min×3 次。

1.2.5　滴加荧光二抗

goat anti-chicken IgG antibody coupled with Alexa Fluor 488 (Invitrogen, Carlsbad, A11039, CA, 1：1000)和 donkey anti-goat IgG antibody coupled with Alexa Fluor 594 (Invitrogen, Carlsbad, A11058, CA, 1：1000)，室温避光孵育 60min；PBS 冲洗，5min×3 次。

1.2.6　封片

滴加 DAPI (4′, 6′diamidino-2-phenylindole) staining (Vectashield, Vector Laboratories, Inc H1000)封片；荧光显微镜观察照相。

1.3 免疫印迹技术

1.3.1 样品的制备

将组织放入液氮中研磨成粉末，取 4mg 的研磨物，加入 1ml 细胞裂解液（25mmol/L Tris·HCl pH 7.6，150mmol/L NaCl，1% NP-40，1% sodium deoxycholate，0.1% SDS，2mmol/L Na_3VO_4，50mmol/L NaF，4mmol/L Na Pyrophosphate，25μl protein inhibitor），冰上裂解 5min，超声粉碎 2s×20，4℃16000rpm 离心 10min，再次裂解底部沉淀，去除离心管底部的沉淀。

1.3.2 BSA 测蛋白浓度

用 BSA 粉剂溶于 RIPA 中配制 BCA，浓度为 40μg/μl，使用时稀释成 2μg/μl、1.6μg/μl、0.8μg/μl、0.4μg/μl、0.2μg/μl 和 0μg/μl。将待测蛋白吸取 10μl 稀释为原浓度的 1/4，加入 A/B 混合液，37℃孵育 30min，上机检测浓度。并根据结果使用蛋白裂解液将蛋白调整到相同浓度。

1.3.3 蛋白变性

将蛋白与上样缓冲液（4×）按照 3:1 的体积比混匀，100℃，10min。

1.3.4 电泳

使用 4%~12% 预制胶（Invitrogen，NP0335BOX，USA），每孔上样蛋白 60μg，4℃，120V 电泳 2h。

1.3.5 转膜

（1）将预制胶从电泳槽上取下，用自来水冲洗，将海绵、滤纸提前泡入 1×转移缓冲液中，确保滤纸与海绵中不含气泡，转膜时，在转移缓冲液中先放三层海绵，赶尽气泡，加一层滤纸，然后，将预制胶从胶板上轻轻取下（在转移缓冲液里取，这样不容易撕破预制胶)并泡在转移缓冲液中，保证下端没有气泡，轻轻挪动到滤纸上，将气泡赶净。轻轻盖上一层滤纸，赶尽气泡，上面盖三层海绵；放入电转盒，夹紧，切记胶下膜上，加转移缓冲液，距离胶盒顶端约 0.5cm 处即可。

(2)4℃，350mA 电转 60min，再将电流调到 500mA 继续转膜10min。取出膜及胶，根据 Marker 标记，剪膜，用 TBST 洗 5min。

1.3.6　封闭

将 PVDF 膜面朝下用含 5% 的 BSA(TBST 稀释)的封闭液室温封闭 1h。

1.3.7　孵育一抗

NICD(兔源性，1∶1000，CST，2421，USA)，RND3(羊源性，1∶200，实验室制作)，GAPDH(羊源性，1∶200，Santa Cruz，sc-5385，USA)，Hes5(羊源性，1∶200，Santa Cruz，sc-13859，USA)，Notch1(兔源型，1∶500，abcam，ab27526，USA)，pHistone H3(兔源性，1∶200，Santa Cruz，sc-8656，USA)，Histone H3(兔源性，1∶1000，abcam，ab1791)，HES1(兔源性，1∶1000，abcam，ab71559)，Flag(兔源性，1∶1000，sigma，F7425)，GFP(兔源性，1∶200，Santa Cruz，sc-5385)，c-Myc(兔源性，1∶200，Santa Cruz，sc-789)；4℃，过夜；TBST 清洗，5min×3 次。

1.3.8　孵育二抗

鼠抗兔二抗 1∶5000，Thermo Scientific Pierce，31464，USA；鼠抗羊二抗，1∶5000 Thermo Scientific Pierce，31400，USA；室温孵育 1h；0.5%TBST 清洗，5min×3 次。

1.3.9　显影

将膜放入 ECL 显影液中，并在放入显影盒之前重新拼成整张膜，盖 4 张胶片，曝光 30min，取出，洗片，选择曝光最佳的片子，并标记上相应 Marker。

1.4 荧光定量 PCR 技术

1.4.1 提取 RNA

（1）用于 RNA 提取的器皿均经去 RNase 处理；配置 DEPC 水：称取 1g 的 DEPC 用 1000ml 的灭菌水溶解，37℃磁力搅拌 1h 或者放置过夜，高压灭菌。

（2）将组织放入液氮中研磨成粉末，每个样品加入 1ml Trizol，室温放置 5min。

（3）按照 200μl 氯仿/ml Trizol 加入氯仿，混匀后室温放置 15min，4℃ 15000rpm × 15min。

（4）吸取上层清亮液体，至另一离心管中，按 0.5ml 异丙醇/ml Trizol 加入异丙醇并混匀，−20℃下放置 20min，在 4℃，15000rpm 离心 15min，弃上清液，RNA 沉于管底。

（5）按 1ml 75%乙醇/ml Trizol 加入 75%乙醇（应用 DEPC 处理过的双蒸水和 100%乙醇配置，不能应用直接购买的 75%乙醇），温和振荡离心管，悬浮沉淀。4℃ 7000rpm 离心 5min，尽量弃上清液，可用吸引器吸干沉淀周围水分，为防止吸走 RNA，可以用 10μl 枪头吸，也可用吹风机吹干，不可直接对着 RNA 吹，应吹管壁外侧，利用稍微升温，蒸发干剩余乙醇。

（6）加入 20μlDEP 处理过的双蒸水溶解 RNA。吸取 1μl，稀释 100 倍后测 RNA 浓度。将 RNA 用于逆转录，剩余 RNA 储存于−80℃冰箱内。

1.4.2 逆转录

$$\left.\begin{array}{l} \text{RNA：} 1\mu g \\ \text{dNTP mix：} 2\mu l \\ \text{primer dT}_{23}\text{VN：} 1\mu l \\ \text{双蒸水：} 42\mu l \\ \text{10C RT buffer：} 1\mu l \\ \text{RNase inhibitor：} 0.5\mu l \\ \text{M-MulV Reverse Transcriptase：} 0.5\mu l \end{array}\right\} \quad \begin{array}{l} 70℃，5min \\ 42℃，60min \\ 95℃，5min \end{array}$$

1.4.3　PCR

将 3μl cDNA，3μl 引物（浓度为 2.5nmol/L），refere mix 0.45μl，2× master15μl，ddH$_2$O10μl，配制成 PCR 原液，充分混合均匀（吹匀并避免气泡，因为 refere mix 密度较大），每孔加 9.5μl 原液到 PCR 板子里（避免产生气泡）；使用公式 2$^{-\Delta\Delta Ct}$ 计算各个基因表达量。

H：human，人源性；M：mouse，鼠源性；引物序列。

基因名称	序　　列
RND3（H）	CTATGACCAGGGGGCAAATA/TCTTCGCTTTGTCCTTTCGT
Hes1（H）	CGGACATTCTGGAAATGACA/CATTGATCTGGGTCATGCAG
Hey1（H）	CGAGGTGGAGAAGGAGAGTG/CTGGGTACCAGCCTTCTCAG
Hey2（H）	GAACAATTACTCGGGGCAAA/TCAAAAGCAGTTGGCACAAG
GAPDH（H）	GAGTCAACGGATTTGGTCGT/TTGATTTTGGAGGGATCTCG
HES1（M）	CGGACATTCTGGAAATGACA/CATTGATCTGGGTCATGCAG
RND3（M）	CTATGACCAGGGGGCAAATA/TCTTCGCTTTGTCCTTTCGT
GAPDH（M）	GGTGAAGGTCGGTGTGAACGGATTT/GCAGAAGGGGCGGAG ATGATGA

1.5　生存时间及肿瘤大小

随访采取门诊复查，电话和信件相结合，所有复发、转移的病例均经临床、影像或病理学证实；以术后存活时间作为患者的生存时间，肿瘤大小为肿瘤手术切除时手术医生描述的肿瘤大小。将 RND3 表达量从低到高排列（共 49 例），前 25 例作为低表达 RND3 组，后 24 例作为高表达 RND3 组，应用 mann-Whitney's Test 检验两组生存时间差别有无统计学意义，使用 kaplan-Meier survival curve 绘制生存曲线并检验两组之间差异有无统计学意义。

1.6 细胞培养

细胞培养用的所有耗材，均需无菌处理，并在紫外线下照射 30min，DMEM 培养基配置后过滤，PBS 配置后高压处理。细胞操作前，操作台开紫外线照射 30min，操作人员需戴口罩、手套，75%乙醇消毒手套及操作区。

1.6.1 细胞复苏培养

U87、U251 和 293T 细胞为实验室冻存细胞，从液氮中取出后，在 37℃水浴锅内不断摇动促进其融化。移入 15ml 离心管中，加入 10ml 预热的 DMEM 完全培养基，轻轻吹匀，离心，2000rpm× 2min，弃上清液。加入 10ml DMEM 培养基清洗，弃上清液。加入 10ml DMEM 完全培养基，轻轻吹打，接种于 10cm 盘中，在含 5% CO_2 的细胞培养箱中培养。

1.6.2 细胞传代

细胞密度达到 80%~90%时，去培养基，10ml PBS 清洗 2 次。加入 3ml 含 0.25%EDTA 的胰蛋白酶，放入细胞培养箱 3min。加入 1ml DMEM 完全培养基终止胰酶消化，转移至 15ml 离心管。加入 10ml PBS 清洗细胞培养盘，转移至 15ml 离心管，2000rpm×2min，弃上清液。再加入 10ml PBS（经高压灭菌，保存于 4℃），吹匀，吸取 10 微升进行计数，按照 $1×10^6$/盘接种，在含 5%CO_2 的细胞培养箱中继续培养。

1.6.3 细胞冻存

细胞密度达到 80%~90%时，去培养基，10ml PBS 清洗 2 次。加入 3ml 含 0.25%EDTA 的胰蛋白酶，放入细胞培养箱 3min。加入 1ml DMEM 完全培养基终止胰酶消化，转移至 15ml 离心管。加入 10ml PBS 清洗细胞培养盘，转移至 15ml 离心管，2000rpm×2min，弃上清液。加入 1ml 冻存液（90%血清，10%DMSO），放入冻存盒内(盒内有异丙醇,以保证温度降低的速度,目前国内有不放异丙醇的冻存盒出售,效果也好),立即放入-80℃冰箱内,过夜,第二天放入液氮中,可以保存至少两年,如不放入液氮,可以保存三个月。

1.6.4　细胞蛋白提取与定量

去除培养基,用冰 PBS 洗 2 次,加入细胞裂解液(25mmol/L Tris·HCl pH 7.6,150mmol/L NaCl,1% NP-40,1% sodium deoxycholate,0.1% SDS,2mmol/L Na_3VO_4,50mmol/L NaF,4mmol/L Na Pyrophosphate,25μl protein inhibitor),冰上放 2min。超声粉碎(1s×3),离心,13000rpm×10min,吸取上清液,弃沉淀。以下步骤与组织蛋白提取后处理相同,见 1.3 节免疫印迹技术。

1.6.5　细胞 RNA 提取

去除培养基,用冰 PBS 洗 2 次。加入 1ml Trizol,混匀,室温放置 5min。以后步骤与组织提取 RNA 相同,具体见 1.4.1 RNA 的提取。

1.7　细胞转染

1.7.1　293T 细胞转染

1.7.1.1　细胞接种

将 293T 细胞接种于 10cm 盘中,加 10ml 完全培养基,密度为 50%,在含有 5% CO_2 的细胞培养箱中培养,如果是复苏的细胞,需要进行至少一次传代,才可以进行相关细胞试验。对数期生长的细胞,用 10ml 的 PBS 清洗,加入 3ml 含 0.25% EDTA 的胰蛋白酶,在含有 5% CO_2 的细胞培养箱中放置 2min,使胰酶发挥作用。加入 1ml 完全培养基终止胰酶消化,轻轻吹打细胞,使得贴壁细胞全部脱离盘底,转移细胞至 15ml 离心管。加 10ml PBS 清洗盘底,并转移至 15ml 离心管,2000rpm×2min,弃上清液。加入 10ml PBS,轻轻吹打，再次离心 2000rpm×2min，弃上清液。加入 10ml 完全培养基，细胞计数后，每个六孔板的孔放入 $3×10^5$ 个细胞，细胞不能太多，因为 293T 生长速度很快，但也不能太少，不然提取 RNA 或者蛋白时细胞长不满。最后，加入 2ml 完全培养基，培养于含有 5% CO_2 的细胞培养箱中(37℃)。

1.7.1.2　细胞转染

换液：弃培养基，2mlPBS 清洗细胞两次，加入 DMEM 培养基(不能有血清和双抗，会影响转染效率)。取 1.5mlEP 管，加入 100μlOPTI-MEM 培养基，加入 3μg 质粒，轻轻混匀，室温放置 5min。加入 10μl Trans D2(Biolab，M2554S)，轻轻混匀，室温放置 25~30min。随后加入细胞培养液中(加入前及加入后不可以再吹打，只能轻轻摇匀)，6~8h 后，换成完全培养基，继续培养。转染体系如下表所示。

Culture vessel	Surface(cm^2)	Plating Media	DNA(μg)	TransD2(μl)
96well	0.32	75	0.1	0.1~0.3
48well	0.95	125	0.3	0.3~0.9
24well	1.9	250	0.7	0.7~2.0
12well	3.8	500	1.5	1.5~4.0
6 well	9.5	1ml	3	6~12
60mm dish	21	2ml	6	12~20
100mm dish	55	7ml	20	34~50

1.7.2　U251 及 U87 细胞转染

使用 invitrogen 公司的 Neon Transfect system 进行转染，因为 U87 与 U251 转染困难，使用电转，可以提高转染效率。

将 U251 或者 U87 细胞接种于 10cm 盘内，加 10ml 完全培养基，密度为 50%，培养在含有 5% CO_2 的细胞培养箱中，如果是复苏的细胞，需要进行至少一次传代，才可以进行相关细胞试验。对数期生长的细胞，用 10ml 的 PBS 清洗，加入 3ml 含 0.25%EDTA 的胰蛋白酶，在含 5%CO_2 的细胞培养箱中放置 5min（U251 细胞与 U87 细胞贴壁较紧，需要较长时间），使胰酶充分发挥作用。加入 1ml 完全培养基终止胰酶消化，轻轻吹打细胞，使得贴壁细胞全部脱离盘底，转移细胞至 15ml 离心管。加 10mlPBS 清洗盘底，转移至 15ml 离心管，2000rpm×2min，弃上清液。加入 10mlPBS，轻轻吹打，离心 2000rpm×2min，弃上清液。细胞计数后，按照以下体系进行转染（本研究主要是 6 孔板）：

将 $4×10^5$ 细胞、3μg 质粒与 100μl Media R 混匀，使用 100μl 的枪头进行电击转染，电击两次，电击完成后立即加入已经预热的 DMEM 完全培养基，放入细胞培养箱内培养。

1.8　质粒体的扩增与提取

1.8.1　感受态细胞的制备

将 1.5ml 培养基转入离心管中，冰上放置 20min，置于 4℃，5000rpm×5min，弃上清液。添加一半菌液体积（750μl）预冷的 50mmol/L 的 $CaCl_2$，用移液器轻轻吹打使细胞悬浮，冰上放置 30min，4℃，5000rpm×5min，弃上清液。再加入 200μl 预冷的 50mmol/L 的 $CaCl_2$ 溶液，轻轻悬浮细胞，冰上放置备用。新鲜的感受态细胞在 24h 之内直接用于转化，剩余的加入总体积 15% 的无菌甘油，混匀后置于-80℃保存。

1.8.2　质粒体的转化

取冻存于-80℃的质粒 10ng 及 100μl 感受态细菌（始终置于冰上）轻轻吹打混匀，冰浴 30min。随即放入 42℃水浴中热激 90s，立即放入冰浴中 2min。加入 0.9ml LB 液体，于 37℃恒温摇床上 200rpm×60min 温育。将菌液 6000rpm 离心 5min，留 50μl 上清液将菌体打散，均匀涂布于含适当抗生素的琼脂平板表面（已提前涂布好抗生素，并预热），平板置于 37℃倒置培养过夜。

1.8.3　质粒的扩增与提取

使用 10μl 枪头挑取单克隆，放入 5ml 已加入所需抗生素的 LB 培养基中，于 37℃ 恒温摇床上 200rpm 温育 12~16h，0.5ml 细菌和 0.5ml30% 的甘油混匀后置-80℃ 冰箱冻存。剩余细菌转移至 1.5ml EP 管中，使用 Bioneer 小提试剂盒（Bioneer，K-3030）提取质粒（按照说明书逐步提取）。提取后测取质粒浓度。

1.8.4　酶切鉴定

取 1μg 质粒，5μl 10×NE buffer，100μg/ml BSA，1μl Enzyme，总体积：50μl，37℃ 酶切 1h，电泳鉴定。

1.8.5　中提

取 1ml 菌液，加入 100ml 已经加入所需抗生素的 LB 培养基中，于 37℃ 恒温摇床上 200rpm×60min 温育 12~16h。使用 Qiafilter Plasmid Midi Kit（12243）中提试剂盒提取质粒。提取后测浓度，质粒储存于-20℃ 或者-80℃ 备用。

1.9　稳定细胞系的建立

1.9.1　病毒制备

对数期生长的 293T 细胞，接种于 10cm 细胞培养盘内，密度为 $2×10^6$/盘，过夜，换液。14μg GFP/GFP-RND3/siCtrl/siRND3（质粒）+8.070μg psPAX2（质粒）+5.550μg pMD2G（质粒）+ 50μl Trans pass D2+1ml OPTI-MEM media 室温孵育 25min，加入细胞培养盘内，培养箱内孵育 6h，换成完全培养基。

28h 后收取第一次上清液，转染 3d 后，收取第二次上清液，转染 4d 后，收取第三次上清液，将上清液在 2000rpm×3 离心，取上清液，在 20000rpm 离心 2h，弃上清液，用 200μl PBS 溶解病毒。

1.9.2　感染细胞

将 U251 细胞接种于 60mm 盘内，密度为 $1×10^6$/盘，细胞贴壁后，将 $100\mu l$ 病毒悬液加入培养基，同时加入 Polybrene（$8\ \mu g/ml$）促进病毒感染细胞。

1.9.3　细胞筛选

细胞被病毒感染后的第三天，使用 puroMycin（$10\ \mu g/ml$）筛选，筛选后挑取单克隆扩增；使用免疫印迹和荧光定量 PCR 检测 RND3 蛋白和 mRNA 表达量。

1.10　BrdU

1.10.1　细胞处理

收取细胞前，用 BrdU reagent（Invitrogen，Cat No 00-0103）处理细胞 30min，弃培养基，PBS 清洗后胰酶消化，完全培养基中和胰酶活性，离心后用 PBS 清洗两次。

1.10.2　细胞的免疫荧光

（1）甩片：（2000rpm×10min）将 $2×10^4$ 细胞甩在载玻片上；

（2）固定：使用 4% paraformaldehyde 固定液固定 10min，PBS 清洗 5min×2 次，0.1% triton X-100（$10\mu l$ triton X-100 溶于 10ml PBS 配制）孵育 5min，PBS 清洗 5min×2，5%；

（3）封闭 BSA：封闭 1h；

（4）孵育一抗：BrdU（mouse，1∶1000，BD，552598，USA）4℃孵育过夜；PBS 清洗 5min×3 次；

（5）孵育二抗：goat anti-mouse IgG antibody coupled with Alexa Fluor 594（Invitrogen，Carlsbad，A11032，CA，1∶1000），避光孵育 1h，PBS 清洗 5min×3 次，滴加 DAPI（4′，6′ diamidino-2-

15

phenylindole）staining（Vectashield，Vector Laboratories，Inc H1000）
封片。

（6）照相：荧光显微镜观察照相。

1.11　立体定向种植脑肿瘤

动物实验经 Institutional Animal Care and Use Committee 支持认
证。8 周大 Athymic-nu/nu male mice（Charles River NCI）裸鼠在美
国德克萨斯医疗中心生命与科学技术研究所动物中心饲养一周适应
环境。

1.11.1　肿瘤细胞的制备

对数期生长的细胞，胰酶消化后细胞计数，使用 PBS 悬浮，
细胞浓度为：1.66×10^5 cells/μl。

1.11.2　裸鼠麻醉

使用 0.5ml 麻醉剂（0.05g 2，2，2 Tribromothanol 首先在 37℃
溶于 0.1ml2-methyl-2butanol，再加入 5mlddH$_2$O）腹腔麻醉裸鼠，固
定于加热板上，以保持裸鼠体温，眼膏用于眼睛防止眼睛干涩损
伤。使用 3% 的过氧化氢溶液消毒皮肤，无菌手术刀沿矢状缝切约
1cm 长 的 切 口（具 体 见 录 像 http：//www.jove.com/video/1986/
establishing-intracranial-brain-tumor-xenografts-with-subsequent），暴露
颅骨表面，然后用浸泡在 3% 的过氧化氢溶液中的棉签清洗，暴露
囟门。

1.11.3　定位及钻孔

前囟门右侧 2mm，冠状缝前 1mm 处作为入颅位点；使用 25g
的针头垂直于颅骨钻孔。

1.11.4　种植肿瘤细胞

用量程为 10μl 的微量上样器，前端穿过 10μl 枪头孔，露出

3mm(控制入脑深度为 3mm),将细胞悬液混匀,吸取 3μl 细胞悬液,从用 25g 的针头钻的孔垂直入脑,缓慢注射(时间至少 1min),注射完成后微量上样器在脑内保持 1min 之后轻轻拔出,缝合头皮;待小鼠苏醒后,继续饲养,每天观察裸鼠生长情况。

1.11.5 取脑

接种肿瘤后 15 周,将裸鼠颈椎脱臼处死,剥出脑组织,称量重量,以接种 PBS 的裸鼠脑重量作为无肿瘤脑重量,用接种肿瘤脑重量减去接种 PBS 脑重量计算肿瘤重量,应用 student t test 检验 RND3 高表达组及其对照肿瘤大小差异有无统计学意义。

1.12 RND3 基因敲除小鼠的构建与饲养

RND3 基因敲除小鼠为本实验构建,具体信息见文献 Xi Lin, et al[19];小鼠饲养于德克萨斯医疗中心生命与科学技术研究所动物中心,纯合子 RND3 基因敲除小鼠命名为 Homo mouse,杂合子命名为 Het mouse,对照为 WT mouse,使用 Het 的雌雄小鼠杂交得到 Homo 小鼠,使用 WT 雌性小鼠和 Het 雄性小鼠杂交得到 WT 和 Het 小鼠。小鼠出生后 21 天内做 genotyping,步骤为:将耳环(带编码)打到小鼠耳朵上,用酒精灯消毒手术剪,趁热剪断小鼠尾巴约 0.5mm,装入 EP 管,加 200μl 浓度为 0.05mol/L 的 NaOH 溶液,60℃ 过夜,加 4μl 浓度为 10mmol/L 的 Tris-HCL(pH8.0)中和 NaOH,作为模板,引物序列为:

引物名称	引物序列
A	TCCATAGAGGGTAAAGCCATCC
B	AAAGGTACTCCCAGAGAGCTAAGG
C	ATAAACCCTCTTGCAGTTGCATC

$$\left.\begin{array}{l}\text{模板 2μl} \\ \text{2×PCR mix 10μl} \\ \text{引物（10nm）2μl} \\ \text{双蒸水 6μl}\end{array}\right\} \left.\begin{array}{l}95℃，3\text{min} \\ 95℃，3\text{s} \\ 60℃，3\text{s} \\ 72℃，3\text{s} \\ 72℃，10\text{min}\end{array}\right\}31\text{cycle}$$

凝胶电泳：4.5g 高纯度琼脂糖+300ml TAE，微波炉中加热5min，摇匀，再次加热2min，取出，加入15μl EB，倒入电泳槽内（20孔梳子），冷却备用。将 PCR 产物取10μl，加5×loading buffer 2μl，混匀，上样，用1.5% 琼脂糖胶100V，电泳1h，用凝胶成像系统拍照。

小鼠基因型判定：（1：A+B　2：A+C）

Primer	WT	Het	Homo
1	✓	✓	✗
2	✗	✓	✓

1.13　基因芯片技术

提取 RNA 如第一部分所述，将 RNA 送 Invitrogen 公司，利用全 mRNA 表达谱分析芯片技术进行基因微阵列分析。

1.14　双荧光素酶报告分析系统

1.14.1　质粒

pCBFRE-luc 购自 addgene 公司（质粒编号：Plasmid #26897）；pCBFRE-（mt）-luc 购买自 addgene 公司（质粒编号：Plasmid #26896）。

1.14.2　质粒介绍

Notch1 信号通路的活化需要 Notch1 经 γ-分泌酶剪切后生成 NICD，NICD 入细胞核后，与 CSL 结合，进而调节靶基因；pCBFRE-luc 质粒是具有与 NICD 与 CSL 结合位置相同的序列，故而可以与 NICD 和 CSL 的结合位点结合，进而生成荧光素酶；pCBFRE-(mt)-luc 是不具有结合位点的阴性对照质粒体。

1.14.3　质粒体转染

采用 Neon Transfect system 进行质粒体转染，采用六孔板，分组为：GFP、GFP-RND3、siCtrl 和 siRND3。

质粒或者 siRNA 转染：

质粒名称	GFP	GFP-RND3	SiCtrl(5nm)	SiRND3(5nm)
pCBFRE-luc	1μg	1μg	1μg	1μg
GFP	2μg	0	0	0
GFP-RND3	0	2μg	0	0
siCtrl(10nm)	0	0	10μl	0
siRND3(10nm)	0	0	0	10μl

转染体系：

质料或者 siRNA

Tans Pass D2 10μl ⎫ 室温放置 25min→加入培养基

OPTI-MEM 培养基 ⎭

1.14.4　实验步骤

(1)清除细胞培养基；

(2)以 lx 冰 PBS 洗涤细胞，吸去 PBS；

(3)以 200μl 1 xPLB 加入 6 孔板每孔细胞中，将细胞裂解；

(4)室温下，将 6 孔板放在摇床上摇 15min；将细胞裂解液移入 1.5ml 离心管中；

（5）短瞬离心沉淀细胞碎片后，取 20μl 细胞裂解液放入 96 孔板（荧光报告系统专用），置于酶标仪中，设定程序检测；

（6）向 96 孔板中加入 100μl lLARII，检测其中 firefly 荧光活性；

（7）随后仪器 I 占 J4L 板中加入 100μl Stop&Glo Reagent，检测其中 Renilla 荧光活性；将 firefly 荧光活性和 Renilla 荧光活性值相比，得到比值即为检测结果。

1.15 逆转实验

1.15.1 Compound E 浓度摸索

（1）Compound E 介绍：Notch1 信号通路中，γ-分泌酶将 Notch1 受体进行剪切，生成活性的 NICD，NICD 进入细胞核，调节相关基因表达；Compound E 通过抑制 γ-分泌酶活性，阻滞 NICD 生成，从而阻滞 Notch1 信号通路。

（2）对数期生长的 U251 细胞，0.25% 胰酶消化，计数，使用 PBS 洗两遍。离心，铺六孔盘，细胞浓度为 $4×10^5$/孔。

（3）经查找文献，DMSO 在细胞内浓度不能超过 1%，Compound E 为 DMSO 所溶解，因此，所用 DMSO 浓度也不能超过 1%，DMSO 作为对照，工作液 Compoud E 浓度为 1mmol/L，故所加 Compound E 最大浓度为 100μm（此时 DMSO 浓度为 1%）。

（4）通过阅读试剂说明书及相关参考文献，推断 Compound E 最佳浓度在 1μmol/L，故实验设计以 1μmol/L 为中心。实验分组为（单位为 pm）：

DMSO(0.1)	DMSO(1)	DMSO(10)
Compound E(0.1)	Compound E(1)	Compound E(10)

细胞贴壁后 12h 给干预因素——DMSO 或者 Compound E，每过 12h 换液加干预因素一次，以保证药物浓度；加干预因素后 6h、12h、24h、36h、48h、60h 和 72h 收获细胞，提取 RNA，荧光定量 PCR 检测 Notch1 信号通路靶基因 HES1 的 mRNA 表达量。

1.15.2　siRND3 和 siNotch1 浓度及时间摸索

对数期生长的 U251 细胞，含 0.25%EDTA 的胰酶消化，计数，使用 PBS 洗 2 次，离心。siNotch1 建议浓度为 20~80nmol/L，故浓度摸索主要在这个范围内进行，实验分组：

Group1	Group2	Group3	Group4
siCtrl(20nm)	siCtrl(40nm)	siCtrl(60nm)	siCtrl(80nm)
siRND3(20nm)	siRND3(40nm)	siRND3(60nm)	siRND3(80nm)
siNotch1(20nm)	siNotch1(40nm)	siNotch1(60nm)	siNotch1(80nm)

使用电转系统(详见 2.2 节)转染，转染后 24h、36h、48h、60h 和 72h 收获细胞，提取 RNA，荧光定量 PCR 检测 RND3、Notch1 及 Notch1 信号通路靶基因 HES1 的 mRNA 表达量。

1.15.3　使用 Compound E 逆转实验

我们的假设是 RND3 通过负性调节 Notch1 信号通路调节 GBM 细胞的生长，如果假设成立，则敲低 RND3 时，Notch1 信号通路激活，细胞活性增加；如果 Notch1 信号通路被阻滞，则敲低 RND3 后，因为无法激活 Notch1 信号，细胞活性不会增加，或者只是部分增加。因此，此实验要求先阻滞 Notch1 信号通路，再去敲低 RND3。通过预实验，我们发现 Compound E 在加药 6h 后可以阻滞 Notch1 信号通路，而 siRND3 则需要在转染 24h 后才能敲低 RND3 超过 50%，故即使是同时给予 siRND3 与 Compound E 两个干预因素，也是先阻滞 Notch1 信号通路。

(1)对数期生长的 U251，胰酶消化，计数，电转，体系如下：

电转体系 $\begin{cases} \text{siRNA：} 10\mu l \\ \text{细胞：} 2\times10^5 \\ \text{Media R：} 100\mu l \end{cases}$

（2）转染后细胞铺入六孔板，加入 Compound E 或者对照 DMSO（2μl），此时 Compoud E 浓度为 1μmol/L，实验分组为：

Group1（DMSO）	Group2（Compound E）
Ctrl	siCtrl
siRND3	siRND3

（3）转染后 72h 收集细胞计数，应用 one way anova 检验各组细胞细胞数之间差异有无统计学意义。

1.15.4 使用 siNotch1 逆转实验

因为本文在国内外首次报道 RND3 通过 Notch1 调节细胞活性，因此，逆转实验需要完全可信的结果。本研究在 1.15.3 中已经使用 Compound E 阻滞 Notch1 信号通路进行逆转实验，并取得了阳性结果，为了进一步确定这个结果，我们使用 siNotch1 阻滞 Notch1 信号通路进行验证。

在 1.15.2 中，我们已经发现，siRND3 在转染 24h 后可以敲低 RND3，siNotch1 则需要 36h 才能敲低 Notch1 信号通路 90% 以上，抑制作用可以持续 96h，因此，我们需要先转染 siNotch1，12h 后再次转染 siRND3。我们通过预实验发现，U251 细胞可以进行两次电转，而细胞能较好的贴壁生长，故本研究使用两次电转。

实验分组为：

Group1（siCtrl2）	Group2（siNotch1）
Ctrl 1	siCtrl1
siRND3	siRND3

（1）对数期生长的 U251，胰酶消化，计数；

（2）电转 1（转染 siNotch1 及对照）；

电转体系 $\begin{cases} siRNA：8\mu l \\ 细胞：2\times10^5 \\ Media\ R：100 \end{cases}$

（3）转染后细胞铺入六孔板；

（4）15h 后，电转 2（转染 siRND3 及对照）；

电转体系 $\begin{cases} siRNA：8\mu l \\ 细胞：2\times10^5 \\ Media\ R：100 \end{cases}$

（5）转染后细胞铺入六孔板，继续培养；

（6）转染 72h 后计数细胞，应用 one way anova 检验各组之间差异有无统计学意义；转染 72h 后提取 RNA，荧光定量 PCR 检测 HES1 的 mRNA 表达量，应用 one way anova 检验各组之间差异有无统计学意义。

1.16　免疫沉淀

1.16.1　细胞转染

使用 Invitrogen 公司的 Neon Transfect system 进行转染，对数期生长的细胞，用 10ml 的 PBS 清洗，加入 3ml 含 0.25%EDTA 的胰蛋白酶，在含有 5%CO_2 的细胞培养箱中放置 5min，使胰酶发挥作用。加入 1ml 完全培养基终止胰酶消化，轻轻吹打细胞，使得贴壁细胞全部脱离盘底，转移至 15ml 离心管。加 10mlPBS 清洗盘底，转移至 15ml 离心管，2000rpm×2min，弃上清液。加入 10mlPBS，轻轻吹打，离心 2000rpm×2min，弃上清液。加入 10mlPBS，细胞计数后，离心，按照以下体系进行转染。

各个质粒转染所需要的质粒量（10cm 盘，总质粒量为 20μg）：

Myc-RND3 和 Flag-NICD 共转染需 15μg Myc-RND3 与 5μg Flag-NICD；

GFP-RND3 和 Myc-CSL 共转染需 15μg GFP-RND3 与 5μg Myc-CSL；

GFP-RND3 和 Flag-Maml1 共转染需 15μg GFP-RND3 与 5μg Flag-Maml1。

转染方法：将质粒与 300μlMedia R，4×10^6 细胞混匀后电击转染，立即加入预热的完全培养基中，放入含有 5%CO_2 的细胞培养箱内培养 36h。

1.16.2 蛋白提取

弃培养基，10ml 冰 PBS 清洗两次，在裂解细胞时，所用裂解液根据免疫沉淀方法决定，本研究用了两种免疫沉淀方法。

1.16.3 沉淀蛋白

1.16.3.1 沉淀 Flag

加入裂解液（25mmol/L Tris·HCl pH 7.6，150mmol/L NaCl，1% NP-40，1% sodium deoxycholate，0.1% SDS，2mmol/L Na_3VO_4，50mmol/L NaF，4mmol/L Na Pyrophosphate，25μl protein inhibitor），裂解 5min，随后超声 2s×10 次。离心 16000rpm×10min，去除沉淀；将提取的蛋白加入预先准备好的 Beads（清洗 Beads：吸取 40μl Sigma 公司的 anti-FLAG M2 affinity Gel（A2220），4000rpm×2min 离心，加入 0.5ml TBS 清洗两次），4℃摇过夜。

1.16.3.2 沉淀 GFP 及 Myc

加入裂解液〔（Nten buffer：100mmol/L Nacl，20mmol/L Tris-Cl，0.5mmol/L EDTA，0.5% NP-40）加入 1% sodium deoxycholate，0.1% SDS，2mmol/L Na_3VO_4，50mmol/L NaF，4mmol/L Na Pyrophosphate，25μl protein inhibitor/ml〕，裂解 5min，超声 2s×10 次。离心 16000rpm×10min，弃沉淀。加入 10μl 抗体〔anti-c-Myc antibody（9E10，Santa Cruz，SC-40）and mouse monoclonal anti-GFP antibody（Santa Cruz，sc-53882，USA），mouse monoclonal anti-IgG antibody（abcam，ab18413，USA）〕，4℃摇 3h。加入预先准备好的 Beads（吸取 60μl protein A/G，4000rpm×2min 离心，加入 0.5ml

NTEN buffer 清洗两次，加入裂解的蛋白），4℃摇过夜。

1.16.4　去除非特异性蛋白

使用 NTEN（要加入蛋白酶抑制剂 25μl/ml）buffer 清洗 10 次（1ml/次），加入 60μl NTEN（同裂解液）buffer，20μl 蛋白上样缓冲液，100℃煮 5~10min。

1.16.5　免疫印迹

上样，检测蛋白，步骤如免疫印迹技术；检测蛋白时，使用兔源型的抗 Flag（Rabbit，1：1000，sigma，F7425）、Myc（Rabbit，1：200，sc-789，Santa Cruz）及 GFP（Rabbit，1：200，sc-5385，Santa Cruz）抗体。

1.17　定量 ChIPs

使用 abcam ChIPs 试剂盒（ab500）进行 ChIPs 试验，具体实验步骤如下。

实验设计：本实验目的是为了检测 RND3 对 Notch1 活性形式 NICD 与其靶基因 HES1 启动子结合的影响。因此，将 HES1 启动子的序列作为检测目标，我们设计了固定的引物序列：CGTGTCTCCTCCTCCCATT/GGCCTCTATATATATCTGGGACTGC。

实验分组如下：

分组	1	2	3	4	5
Myc（μg）	10	8	6	2	0
Myc-RND3（μg）	0	2	4	8	10

使用电转，转染后 48h 收集细胞。

1.17.1　细胞的固定和收集

收集 $6×10^6$ 个细胞，PBS 清洗细胞 2 次，以下实验试剂，皆为

$6×10^6$个细胞所需要的试剂。

90μl Buffer A 和 30μl 4% formaldehyde（Electron Microscopy Science 15714-s）在室温固定细胞 10min，加入 130μl glycine 中和，2000rpm×5min 离心（4℃）；使用 2ml 冰 PBS 清洗细胞，2000rpm×5min 离心（4℃）。

1.17.2　细胞裂解

使用 2ml 的 buffer B 悬浮细胞，轻轻混匀，室温放置 10min，离心，2000rpm×5min，弃上清液；使用 2ml 冰的 buffer C 悬浮细胞，在 4℃放置 10min，离心，2000rpm×5min，弃上清液；将蛋白酶抑制剂加入 buffer D 中，加入 200μl buffer D/PI 到细胞沉淀中，超声粉碎 3min（此为本研究长期摸索所得出的最佳超声时间），离心，16000rpm×5min，去除沉淀。

1.17.3　免疫沉淀

Beads 的制备：将 120μl protein A beads 转移至 1.5ml 离心管里，离心，弃上清液，使用 1ml 1×CHIP buffer 清洗 2 次，备用。

将 10μl 的 Notch1 抗体（abcam，ab27526，USA）加入裂解物，4℃摇过夜。

16000rpm ×10min 离心，将 250μl 上清液转移到 Beads 的 EP 管内；在 4℃摇 1h，使用 1× CHIP buffer 清洗 3 次。

1.17.4　DNA 纯化

加入 100μl DNA slurry 到 protein A beads 中，在 98℃孵育 10min，室温放置 20min；加入 1μl 的蛋白酶 K，振荡 5s，在 55℃孵育 30min，98℃孵育 10min；16000rpm ×1min 离心，加入 130μl PCR grade water，溶解，作为模板，荧光定量 PCR 检测 HES1 启动子表达量，具体步骤见荧光定量 PCR。

1.18　MG132 实验

1.18.1　细胞准备

对数期生长的 U251 细胞，胰酶消化，计数，按照 U251 电转步骤进行转染(具体见 U251 细胞的转染)。

分组如下(单位 μg)(六孔板)：

分组	1	2	3	4	5	6
Flag-NICD	1	1	1	1	1	1
Myc-RND3	0.5	1	2	0.5	1	2
MG-132	–	–	–	+	+	+
Myc	1.5	1	0	1.5	1	0

1.18.2　MG132 处理

细胞转染 24h 后，加入 MG-132 处理 4h，提取蛋白，以后步骤同免疫印迹技术。

1.19　laz staing

小鼠 9.5 天胚胎使用 4% paraformaldehyde（PFA）和 0.2% glutaraldehyde 固定，随后，放入磷酸盐缓冲盐水中[1 mg/ml X-gal、5 mmol/L $K_3Fe(CN)_6$、5 mmol/L $K_4Fe(CN)_6$ 和 2 mmol/L $MgCl_2$]。

1.20　统计学方法

所有资料均采用 SPSS13.0 统计软件进行分析，13 例 GBM 与 13 例脑组织 mRNA 表达量比较使用 mann-Whitney's Test；15 例

GBM 与 15 例脑组织蛋白表达水平比较使用 student t test；生存时间比较用 Kaplan-Meier Test；两组之间比较使用 student t test；多组之间比较使用 one-way anova；$P<0.05$ 差异有统计学意义，$P>0.05$ 差异无统计学意义。

第 2 章　实　验　结　果

2.1　RND3 在 GBM 中的表达量及其与患者预后的关系

2.1.1　RND3 在中枢系统高表达

为了探讨 RND3 在中枢神经系统中的作用，本研究首先检测了 RND3 在各个器官及中枢神经系统各个部分的表达量，结果发现，RND3 在所有器官里都有表达，而中枢神经系统是 RND3 表达最高的器官之一(图 2-1)，提示 RND3 在中枢神经系统发挥重要作用。在中枢神经系统，间脑、小脑和脊髓都有较高的 RND3 表达量。

2.1.2　RND3 在胶质细胞和神经元内高表达

为了探讨 RND3 在中枢神经系统中的作用，本研究分析了 RND3 在人脑胶质细胞与神经元细胞中的表达量，免疫荧光双染结果显示，RND3 在胶质细胞与神经元内都高表达，且主要表达于细胞核内(图 2-2、图 2-3)。

2.1.3　RND3 在 GBM 内主要位于细胞核

众所周知，胶质细胞与神经元是 GBM 的来源细胞之一[20]，我们已经发现，RND3 在胶质细胞与神经元内表达，我们下一步研究 RND3 在 GBM 内是否表达。应用免疫组织化学染色，我们发现，RND3 在 GBM 内也有表达，主要表达于细胞核内(图 2-4)。

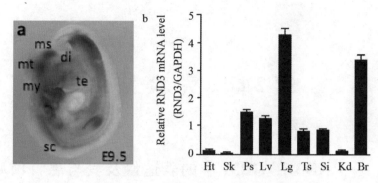

图 2-1 　 RND3 在小鼠各器官及中枢神经系统中的表达

A：小鼠胚胎期 9.5 天，RND3 在各个器官表达量；B：RND3 在小鼠各个器官的 mRNA 表达水平 di, diencephalon 间脑；ms, mesencephalon 脑；mt, metencephalon, 后脑；my, myelencephalon, 末脑；sc, spinal cord, 脊髓；te, telencephalon, 前脑；Ht, heart, 心脏；Sk, skeletal muscle, 骨骼肌；Ps, prostate, 前列腺；Lv, Liver, 肝脏；Lg, lung, 肺；Ts, testis, 睾丸；Si, small intestine, 小肠；Kd, kidney, 肾脏；Br, brain, 脑。

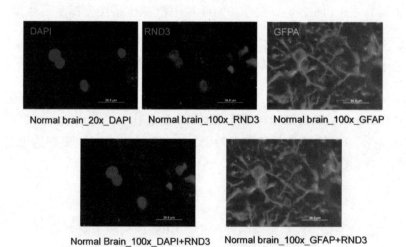

图 2-2 　 RND3 在人脑胶质细胞中的表达

胶质细胞以 GFAP 进行标记，细胞核使用 DAPI 进行标记。

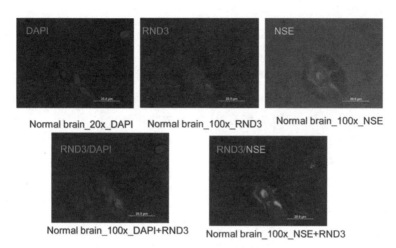

图 2-3　RND3 在人脑神经细胞中的表达

神经细胞以 NSE 进行标记，细胞核使用 DAPI 进行标记。

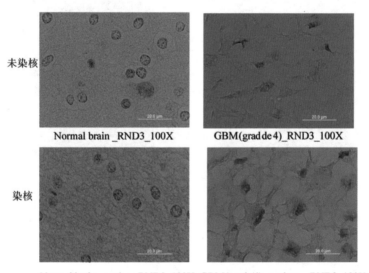

图 2-4　RND3 在 GBM 及正常脑组织中的表达

上为未染细胞核时 RND3 表达，下为染细胞核时 RND3 表达，箭头所指为 RND3 表达

2.1.4 与人脑组织相比，RND3 在人脑 GBM 的表达量降低

为了探讨 RND3 在 GBM 中的表达量，我们应用了免疫组织化学染色回顾性分析 45 例 GBM 病例与 23 例脑组织病例（图 2-5、图 2-6），结果发现，RND3 在 GBM 内表达明显降低。为了进一步确定这个结果，本课题组收集了 4 对 GBM 与对应脑组织，并用免疫印迹检测其蛋白表达水平，结果发现，与对应脑组织相比，RND3 蛋白表达量在 4 对 GBM 内都表达降低（图 2-7）。荧光定量 PCR 结果也显示，与对应脑组织相比，RND3 的 mRNA 表达量在 4 对 GBM 内都表达降低（图 2-7），差异具有统计学意义（$P<0.05$）。提示 RND3 在 GBM 内可能表达降低，为了进一步确定这个结果，

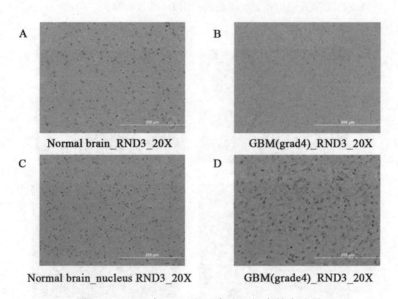

图 2-5　RND3 在 GBM 和正常脑组织中的表达量

A：RND3 在正常脑组织中的表达；B：RND3 在 GBM 中的表达；C：RND3 在正常脑组织中的表达；D：RND3 在 GBM 中的表达，箭头所指为 RND3 的表达，三角符号标注为细胞核

我们收集了 15 例 GBM 与 15 例脑组织，结果发现，RND3 蛋白表
达量在 GBM 内表达降低（图 2-7），与对照组相比，差异有统计学
意义（$P<0.001$）。在收集的 13 例 GBM 与 13 例脑组织中，我们应
用荧光定量 PCR 检测 RND3 的 mRNA 表达量，结果发现，RND3
的 mRNA 表达量明显降低（图 2-7），差异有统计学意义（$P<0.001$）。

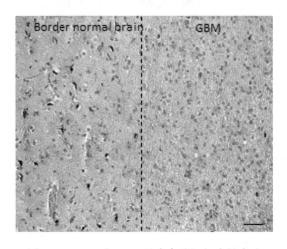

图 2-6　RND3 在 GBM 及癌旁脑组织中的表达

2.1.5　RND3 与患者生存时间密切相关

为了确定 RND3 是否是一个在 GBM 中非常关键的蛋白，我们
应用免疫组织化学染色检测了 49 例 GBM 患者的 RND3 表达量，并
进行了定量分析，按照 RND3 表达量将患者分为两组，一组为
RND3 低表达组（24 例），一组为 RND3 高表达组（25 例），分析两
组之间患者生存时间的差异，结果发现，RND3 低表达组患者生存
时间明显低于 RND3 高表达组（图 2-8），差异有统计学意义（$P<0.001$）。

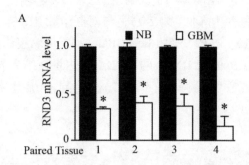

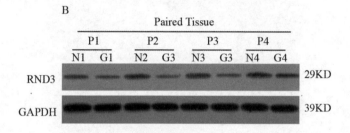

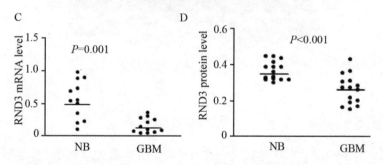

图 2-7　RND3 在 GBM 及正常脑组织中的表达量

A：RND3 在 4 例 GBM 及其对应的脑组织中的 mRNA 表达量；B：RND3 在 4 例 GBM 及其对应的脑组织中的蛋白表达量；C：RND3 在 13 例 GBM 和 13 例正常脑组织中的 mRNA 表达量；D：RND3 在 15 例 GBM 和 15 例正常脑组织中的蛋白表达量；NB：Normal Brain，正常脑组织，GBM：Glioblastoma 胶质母细胞瘤。

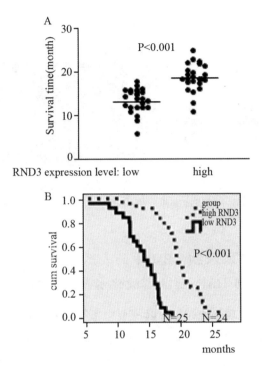

图 2-8　RND3 与患者生存时间之间的关系

A：RND3 高表达组和低表达组患者生存时间；B：RND3 高表达组合低表达组患者生存曲线；low：RND3 低表达组，High：RND3 高表达组。

2.2　RND3 在 GBM 细胞增殖中的作用

2.2.1　RND3 可以调节中枢神经系统细胞增殖

目前已经发现，RND3 在 GBM 内低表达，且其与患者预后密切相关，提示 RND3 在 GBM 中可能发挥关键作用。为了探讨 RND3 的作用，本实验室构建了 RND3 基因敲除小鼠，遗憾的是，我们没有发现 RND3 基因敲除小鼠可以自发产生 GBM，因此单独敲除 RND3 可能不足以引起 GBM 的发生，但我们也有新发现：

RND3 在中枢神经系统高表达，RND3 基因敲除小鼠的脑发育异常增大(图2-9)。

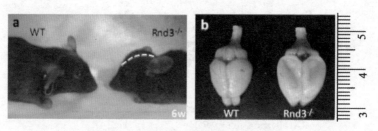

图2-9　RND3 基因敲除小鼠的脑发育

A：RND3 基因敲除小鼠身体变小，但头颅有隆起；B：RND3 基因敲除小鼠脑组织变大。

2.2.2　RND3 在人脑 GBM 中的表达量与肿瘤大小呈负相关，与 HistoneH3 磷酸化水平呈负相关

我们已经发现，RND3 可以调节中枢神经系统的增殖，目前已有文章报道，RND3 可以调节部分细胞增殖和肿瘤的生长。为了探讨 RND3 在 GBM 中的作用，我们分析了人脑组织中 RND3 表达量与肿瘤大小的关系，结果发现，低表达 RND3 组肿瘤要大于高表达 RND3 组(图2-10)，我们进一步分析了 RND3 与 Histone H3 磷酸化水平的关系，结果发现，RND3 与 Histone H3 磷酸化水平呈现负相关(图2-10B)。

2.2.3　体外实验细胞的选择

为了探讨 RND3 对 GBM 细胞的增殖作用，我们拟用体内外实验共同研究。为了选择进行本实验的最佳细胞，本课题组首先检测了 U251、U87 这两种目前最常用的 GBM 细胞内 RND3 表达量，结果发现，在 U251 内，RND3 蛋白和 mRNA 表达较低(图2-11)。因为本研究重点研究高表达 RND3 后对 GBM 细胞增殖的抑制作用，因此，选用 U251 作为主要使用的细胞，并使用 U251 构建稳定细胞系。

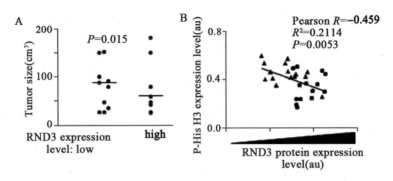

图 2-10 RND3 在人脑 GBM 中与细胞增殖的关系

A：RND3 高表达组和低表达组患者肿瘤大小；B：RND3 与 Histone H3 磷酸
化水平之间的关系。

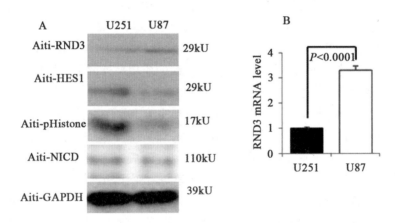

图 2-11 RND3 在 GBM 细胞 U251 和 U87 中的表达量

A：RND3，HES1，HistoneH3 磷酸化水平及 NICD 在 U251 和 U87 中的表达
量；B：RND3 在 GBM 细胞 U251 和 U87 中的 mRNA 表达量。

2.2.4 稳定细胞系的构建

为了研究 RND3 对 GBM 细胞增殖的作用，本课题组首先构建
了高/低表达 RND3 的 GBM 稳定细胞系 GFP-U251、GFP-RND3-
U251、siCtrl-U251 和 siRND3-U251。免疫荧光结果显示，在波长为
488 的激发光刺激下，四个细胞系的细胞都能发出稳定均一的绿色

荧光(因为四个质粒都带有绿色荧光蛋白),说明质粒转染入细胞后可以稳定的表达。随后,我们应用免疫印迹技术及荧光定量PCR检测了细胞内 RND3 的表达量,结果发现,与其对照组(GFP)相比,高表达组(GFP-RND3 组)的增加了 2 倍(图 2-12D),内源性 RND3 蛋白表达量明显改变,外源性 RND3(GFP-RND3)表达明显增加,蛋白表达量增加了 1 倍(图 2-12B)。低表达组稳定细胞(siRND3)与其对照组 siCtrl 相比,mRNA 表达量降低了 80%(图2-12D),蛋白表达量也明显降低(图 2-12C)。

2.2.5　RND3 可以在体外调节 GBM 细胞增殖

高表达 RND3 组(GFP-RND3)细胞生长与其对照组(GFP)相比,增殖速度明显减慢,差异具有统计学意义($P<0.001$)(图 2-13A);低表达 RND3 组(siRND3)细胞生长与其对照组 siCtrl 相比,增殖速度明显增加,差异具有统计学意义($P<0.001$)(图 2-13A)。为了进一步验证这一结果,在体外,我们应用另外两个可以反映细胞增殖的方法来研究 RND3 对细胞增殖的作用,BrdU 法和 HistoneH3 蛋白磷酸化水平。BrdU 为胸腺嘧啶的衍生物,可代替胸腺嘧啶在 DNA 合成期(S 期),细胞培养加入,而后利用抗 BrdU 单克隆抗体,ICC 染色,可以显示增殖细胞。本研究结果显示,高表达RND3(GFP-RND3)时,BrdU 阳性细胞与对照组相比(GFP),明显减少,而低表达 RND3(siRND3)时,BrdU 阳性细胞与对照组(siCtrl)相比,明显增加(图 2-13B,C),这一结果也被另外一个可以反映细胞增殖能力的 HistoneH3 磷酸化水平所证明(图 2-13D)。

2.2.6　RND3 在体内可以调节 GBM 肿瘤生长

为了进一步研究 RND3 对 GBM 细胞增殖的作用,我们将高表达 RND3(GFP-RND3)的细胞及其对照组(GFP)的细胞立体定向到裸鼠脑内(图 2-14A),在第 9 周和第 10 周,GFP 组各有一只裸鼠死亡,取出脑组织后,可见明显肿瘤。15 周后,可见 GFP 组裸鼠颅骨及头皮被部分顶起,剥开头皮后发现,有肿瘤侵润右侧颅骨(图 2-14B)。而 GFP-RND3 组却未见到类似情况。剥出脑组织及肿

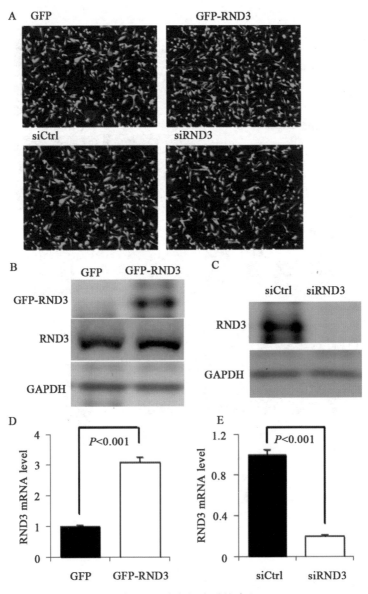

图 2-12　稳定细胞系的建立

A：GFP-U251、GFP-RND3-U251、siCtrl-U251 和 siRND3-U251 细胞在波长为
488 的激发光刺激下发出的绿色荧光；B，C：GFP-U251、GFP-RND3-U251、
siCtrl-U251 和 siRND3-U251 细胞中 RND3 的蛋白表达量；D，E：GFP-U251、
GFP-RND3-U251、siCtrl-U251 和 siRND3-U251 细胞中 RND3 的 mRNA 表达量。

39

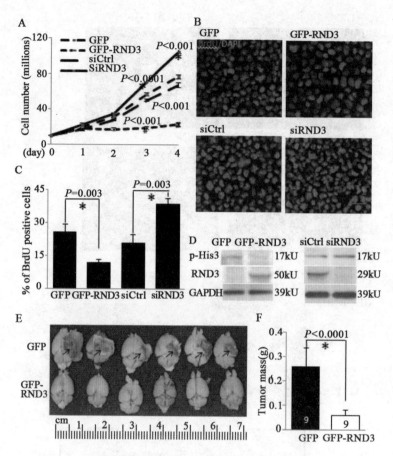

图 2-13 RND3 在 GBM 细胞增殖中的作用

A：稳定高/低表达 RND3 的 U251 细胞在 1~4 天的增殖曲线；B：稳定高/低表达 RND3 的 U251 细胞 BrdU 阳性细胞；C：稳定高/低表达 RND3 的 U251 细胞 BrdU 阳性细胞百分比；D：稳定高/低表达 RND3 的 U251 细胞 HistoneH3 磷酸化水平；E：稳定高表达 RND3 的 U251 细胞接种到裸鼠颅内生长情况；F：稳定高表达 RND3 的 U251 细胞及其对照接种到裸鼠颅内肿瘤生长情况。∗表示与 siCtrl 相比，差异有统计学意义；#表示与 GFP 组相比，差异有统计学意义。

瘤后，GFP 组都有肉眼可见的肿瘤，而 GFP-RND3 组只有一只具有很小的肉眼可见的肿瘤（图 2-13E，图 2-14C）。定量后发现，高表达 RND3 组（GFP-RND3）与对照组（GFP）相比，差异有统计学意义（*P*<0.001）（图 2-13F）。

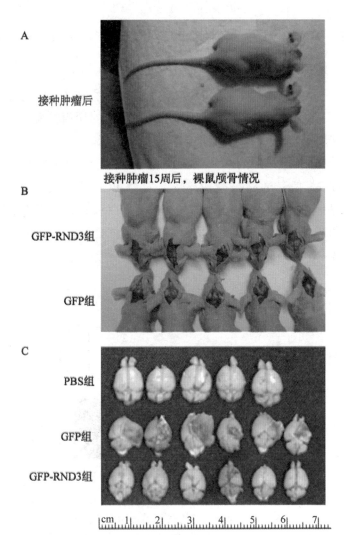

图 2-14 RND3 在体内抑制 GBM 的生长

A：接种肿瘤细胞后的裸鼠；B：接种肿瘤细胞 15 周后裸鼠颅骨情况；C：脑与 GBM 取出后的图片；PBS 组：接种 PBS 到裸鼠颅内，GFP 组：接种 GFP-U251 的裸鼠颅内，GFP-RND3 组：接种 GFP-RND3-U251 到裸鼠颅内。

2.3 RND3 调节 GBM 细胞增殖的机制

2.3.1 RND3 在中枢神经系统中可以调节 Notch1 信号通路

为了研究 RND3 调节 GBM 细胞增殖的信号通路，我们首先检测了本实验室构建的 RND3 基因敲除小鼠及其对照组脑组织内基因表达情况。结果显示，与对照组相比，RND3 基因敲除小鼠的脑组织内 Notch1 信号通路的多个靶基因，如 HES1 和 HEY1 表达增加，提示 Notch1 信号通路被激活。荧光定量 PCR 和免疫印迹显示，RND3 基因敲除小鼠的脑组织内的 HES1 蛋白和 mRNA 水平都明显增高（图 2-15），与对照组相比，差异具有统计学意义（$P<0.05$）。同时，BrdU 结果显示，在阻断 Notch1 信号通路后，RND3 对 293T 的细胞增殖的调节消失（图 2-16A，B）。

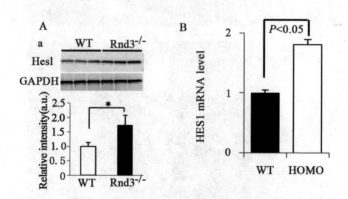

图 2-15　HES1 在 RND3 基因敲除小鼠脑内的表达量

A：HES1 在 RND3 基因敲除和其对照组小鼠脑内的蛋白表达量；B：HES1 在 RND3 基因敲除和其对照组小鼠脑内的 mRNA 表达量。

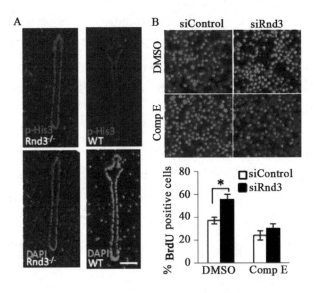

图 2-16　在中枢神经系统中 RND3 对细胞增殖的作用

A：RND3 基因敲除及其对照组小鼠脑组织 Histone H3 磷酸化水平；B：敲低 RND3 及其对照组细胞 BrdU 阳性细胞数量。

2.3.2　RND3 在 GBM 内可以调节 Notch1 信号通路

为了探讨 RND3 是否可以调节 Notch1 信号通路，我们通过多种方法、多个细胞系进行研究。

（1）在 U251 细胞中，RND3 可以负性调节 Notch1 信号通路。

在 GBM 细胞 U251 中，高表达 RND3（GFP-RND3），HES1 的 mRNA 表达量降低，与对照组（GFP）相比，差异具有统计学意义（$P=0.0077<0.05$）（图 2-17A 左）。低表达 RND3（siRND3），HES1 的 mRNA 表达量升高，与对照组（siCtrl）相比，差异具有统计学意义（$P=0.0016<0.05$）（图 2-17A 右）。与对照组（GFP）相比，高表达 RND3（GFP-RND3），HES1 的蛋白表达量降低（图 2-17C 左）。与对照组（siCtrl）相比，低表达 RND3（siRND3），HES1 蛋白表达量明显升高（图 2-17C 右）。高表达 RND3（GFP-RND3），荧光素酶活

性降低，与对照组（GFP）相比，差异具有统计学意义（$P = 0.0001 < 0.05$）（图 2-17B 左）。低表达 RND3（siRND3），荧光素酶活性升高，与对照组（siCtrl）相比，差异具有统计学意义（$P = 0.0002 < 0.05$）（图 2-17B 右）。高表达 RND3（GFP-RND3）后，HEY1 表达量明显降低，与对照组相比（siCtrl），差异具有统计学意义（$P = 0.0041 < 0.05$）（图 2-18）。

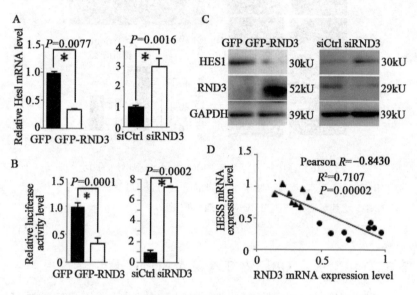

图 2-17　RND3 在 GBM 细胞系 U251 内可以负性调节 Notch1 信号通路
A：HES1 在低/高表达 RND3 时的 mRNA 表达量；B：Notch1 活性形式 NICD 与 HES1 启动子结合位点在高/低表达 RND3 时的数量；C：HES1 在高/低表达 RND3 时的蛋白表达量；D：RND3 与 Notch1 靶基因 HES5 在人脑组织中的相关性，圆点为脑组织，三角为 GBM 组织。

（2）在 GBM 细胞 U87 中，RND3 可以负性调节 Notch1 信号通路。

在 GBM 细胞 U87 中，高表达 RND3（GFP-RND3），HES1 的 mRNA 表达量降低，与对照组（GFP）相比，差异具有统计学意义（$P < 0.0001$）（图 2-19A 左）。低表达 RND3（siRND3），HES1 的

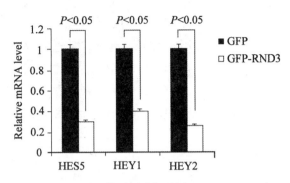

图 2-18　Notch1 信号通路靶基因 HES5、HEY1 和
HEY2 在 RND3 高表达时的表达量

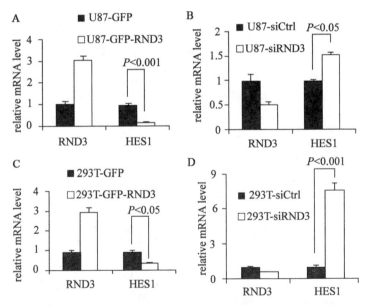

图 2-19　在 U87 和 293T 细胞中高/低表达 RND3 时 HES1 的 mRNA 表达量
A：在 U87 细胞中，Notch1 信号通路靶基因 HES1 在高/低表达 RND3 时的
mRNA 表达量；B：在 293T 细胞中，Notch1 信号通路靶基因 HES1 在高/低
表达 RND3 时的 mRNA 表达量。

mRNA 表达量升高，与对照组（siCtrl）相比，差异具有统计学意义
（*P*<0.005）（图 2-19A 右）。高表达 RND3（GFP-RND3），荧光素酶活
性降低，与对照组（GFP）相比，差异具有统计学意义（*P*<0.005）（图
2-20A 左）。低表达 RND3（siRND3），荧光素酶活性升高，与对照组
（siCtrl）相比，差异具有统计学意义（*P*<0.0001）（图 2-20A 右）。

（3）在非肿瘤细胞 293T 中，RND3 可以负性调节 Notch1 信号
通路。

在 293T 细胞中，高表达 RND3（GFP-RND3），HES1 的 mRNA
表达量降低，与对照组（GFP）相比，差异具有统计学意义（*P*<
0.005）（图 2-19B 左）。低表达 RND3（siRND3），HES1 的 mRNA 表
达量升高，与对照组（siCtrl）相比，差异具有统计学意义（*P*<0.0001）
（图 2-19B 右）。高表达 RND3（GFP-RND3），荧光素酶活性降低，与
对照组（GFP）相比，差异具有统计学意义（*P*<0.0001）（图 2-20B 左）。
低表达 RND3（siRND3），荧光素酶活性升高，与对照组（siCtrl）相比，
差异具有统计学意义（*P*<0.005）（图 2-20B 右）。

在 16 例 GBM 与正常脑组织中，RND3 和 HES5 的 mRNA 表达
水平呈负相关（$R=-0.8430$），具有统计学意义（$P=0.0002<0.05$）
（图 2-15D）。

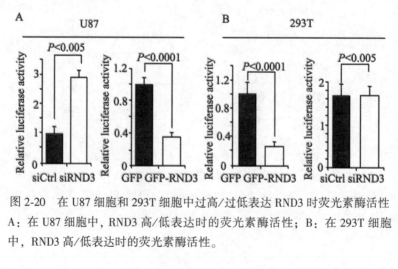

图 2-20　在 U87 细胞和 293T 细胞中过高/过低表达 RND3 时荧光素酶活性
A：在 U87 细胞中，RND3 高/低表达时的荧光素酶活性；B：在 293T 细胞
中，RND3 高/低表达时的荧光素酶活性。

2.3.3 调解 Notch1 信号通路可以调节 GBM 细胞增殖

我们已经证实，RND3 可以调节 GBM 细胞的增殖，RND3 可以调节 GBM 细胞内的 Notch1 信号通路，如果我们要确定 RND3 是否通过 Notch1 信号通路调解 GBM 细胞增殖，我们首先要确定 Notch1 信号通路与细胞增殖的关系。

（1）Notch1 信号通路在 GBM 中高表达。

免疫印迹结果显示，在 15 例人脑 GBM 与 15 例正常脑组织中，Notch1 信号通路的 Notch1 蛋白水平在人脑 GBM 内明显升高，与正常脑组织相比，差异具有统计学意义（$P<0.05$）（图 2-21A）。免疫组织化学染色结果显示，与正常脑组织相比，Notch1 在 GBM 内表达升高（图 2-21A）。在 15 例人脑 GBM 与 13 例正常脑组织中，HES5 的 mRNA 表达量在人脑 GBM 内明显升高，与正常脑组织相比，差异具有统计学意义（$P<0.05$）（图 2-22C）。在 15 例人正常脑组织和 15 例人脑 GBM 组织内，HES5 蛋白水平在人脑 GBM 内表达明显升高（图 2-22A，B）。

（2）Notch1 信号通路可以调节 GBM 细胞增殖。

免疫印迹结果显示，使用 Flag-NICD 激活 Notch1 信号通路后，Histone H3 磷酸化水平明显增高（图 2-23A）。细胞增殖曲线显示，细胞数明显增多，与对照组 Flag 组相比，差异有统计学意义（$P<0.05$）（图 2-23B）。BrdU 结果显示，BrdU 阳性细胞比例增大，与对照组 Flag 组相比，差异有统计学意义（$P<0.05$）（图 2-23C）。

免疫印迹结果提示，阻断 Notch1 信号通路后，Histone H3 磷酸化水平明显降低（图 2-24A）。细胞增殖曲线显示，阻断 Notch1 信号通路后，细胞增殖速度明显降低，与对照组 DMSO 组相比，差异有统计学意义（$P<0.05$）（图 2-24B）。BrdU 结果显示，阻断 Notch1 信号通路后，BrdU 阳性细胞百分比明显降低，与对照组 DMSO 组相比，差异有统计学意义（$P<0.05$）（图 2-24C）。

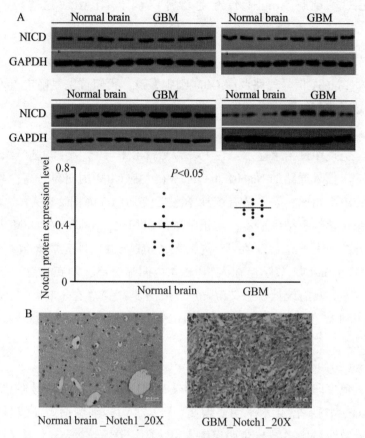

图 2-21　Notch1 在人脑 GBM 及正常脑组织中的表达量

A：在 15 例正常脑组织和 15 例人脑 GBM 内 NICD 的表达量；B：RND3
在正常脑组织和 GBM 内的表达量和表达位置。

　　免疫印迹结果显示，敲低 Notch1，HistoneH3 磷酸化水平明显
降低。细胞增殖曲线显示，敲低 Notch1，细胞增殖速度明显降低，
与对照组 siCtrl 组相比，差异有统计学意义（ $P<0.05$ ）（图 2-24B）；
BrdU 结果显示，敲低 Notch1，BrdU 阳性细胞百分比明显降低，与
对照组相比，差异有统计学意义（ $P<0.05$ ）（图 2-24C）。

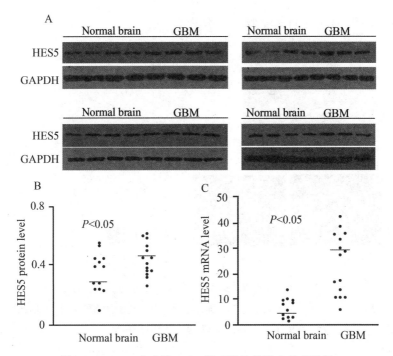

图 2-22　HES5 在人脑 GBM 及正常脑组织中的表达量

A，B：在 15 例正常脑组织和 15 例人脑 GBM 内 HES5 的蛋白表达量；C：在 13 例正常脑组织和 15 例人脑 GBM 内 HES5 的 mRNA 表达量。

2.3.4　RND3 通过 Notch1 信号通路调解细胞增殖

本研究已经证实，RND3 可以抑制 GBM 细胞增殖，RND3 可以抑制 Notch1 信号通路，抑制 Notch1 信号通路可以抑制 GBM 细胞增殖，但 RND3 是否通过抑制 Notch1 信号通路依然未知。为此，本研究通过两个方面进行研究：

（1）Flag-NICD 可以逆转 RND3 的作用。

细胞计数结果显示，高表达 RND3 后，细胞数明显减少，与对照组相比，差异具有统计学意义（$P < 0.001$）（图 2-25A）。使用

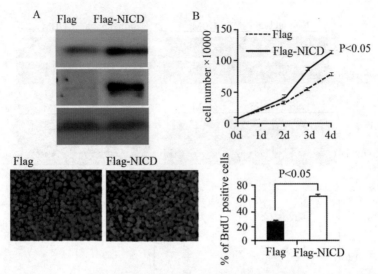

图 2-23　激活 Notch1 信号通路后细胞的增殖能力

A：高表达 NICD 后，Histone H3 磷酸化水平；B：高表达 NICD 后，细胞增殖曲线；C：高表达 NICD 后，BrdU 阳性细胞及其百分比。

Flag-NICD 转染入高 RND3 细胞，与 GFP-RND3 组相比，细胞数增加，但与 GFP 组相比，细胞数差异无统计学意义（$P = 0.292 > 0.05$）。

BrdU 结果显示，高表达 RND3 后，BrdU 阳性细胞比例降低，与对照组相比，差异具有统计学意义（$P<0.01$）（图 2-25B）。使用 Flag-NICD 转染入高 RND3 细胞，与 GFP-RND3 组相比，细胞数增加，但与 GFP 组相比，细胞数差异无统计学意义（$P = 0.314 > 0.05$）。

（2）阻断 Notch1 信号通路，siRND3 对细胞增殖的作用降低。

在 U251 细胞中，敲低 RND3，细胞增殖增加，与对照组相比差异有统计学意义（$P<0.05$）。在阻断 Notch1 信号（Compound E 或 siNotch1）的 U251 细胞中，敲低 RND3，细胞增殖无明显改变，与对照组相比，差异无统计学意义（$P>0.05$）（图 2-26A，B）。

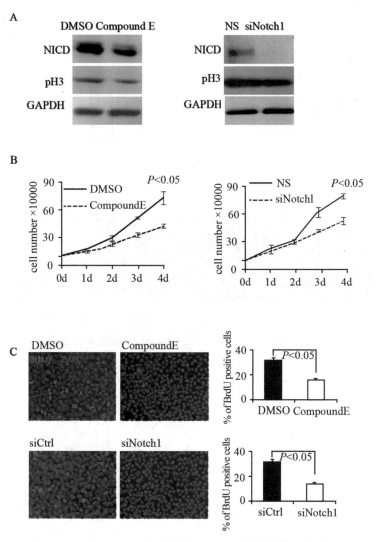

图 2-24 抑制 Notch1 信号通路对 U251 细胞增殖能力的影响

A：抑制 Notch1 信号通路后 GBM 细胞中的 HistoneH3 的磷酸化水平；
B：抑制 Notch1 信号通路后 GBM 细胞增殖曲线；C：抑制 Notch1 信号
通路后 BrdU 阳性细胞及其百分比。

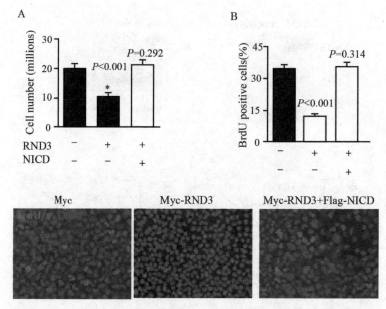

图 2-25　同时高表达 RND3 和激活 Notch1 信号通路对细胞增殖的影响
A：同时高表达 RND3 和激活 Notch1 信号通路后，细胞增殖曲线；B：同时
高表达 RND3 和激活 Notch1 信号通路后，BrdU 阳性细胞百分比。

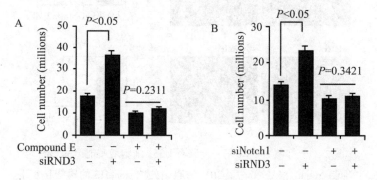

图 2-26　阻断 Notch1 信号通路后，敲低 RND3 对细胞增殖的影响
A：使用 Compoun E 或/和 siRND3，各组细胞数；B：使用 siNotch1 或/和
siRND3，各组细胞数。

52

2.4 RND3 调节 Notch1 信号通路的分子机制

2.4.1 RND3 与 NICD 都主要表达于细胞核内

我们已经发现，RND3 可以通过抑制 Notch1 信号通路抑制 GBM 细胞增殖，但 RND3 调节 Notch1 信号通路的具体分子机制依然未知。我们发现在人脑 GBM 和 GBM 细胞系 U251 内，RND3 都主要表达于细胞核内（图 2-27A）。已有文献报道，在 Notch1 信号通路中，Notch1，Delta-like-1 和 Jagged-1 是调节 GBM 细胞增殖的关键蛋白[21]。因为 Delta-like-1 和 Jagged-1 主要在细胞膜上发挥功能，而 Notch1 的活性形式 NICD 则主要处于细胞核。我们的实验结果也显示，在 GBM 细胞 U251 及人脑组织中，Notch1 活性形式 NICD 主要位于细胞核内，且与 RND3 表达位点相同（图 2-27A，图 2-32），因此，RND3 可能通过调节 NICD 调节 Notch1 信号通路。

2.4.2 RND3 可以降低 NICD 表达量

目前对 NICD 表达量的调节主要集中于对其生成和降解的调节[22-30]。因此，我们首先研究 RND3 是否可以调节 NICD 表达量。应用免疫印迹技术，我们发现，高表达 RND3 可以抑制 NICD 表达（图 2-33），且主要是抑制细胞核内的 NICD 表达（图 2-27）。

2.4.3 RND3 与 NICD 结合

为了探讨 RND3 调节 NICD 的机制，我们首先检测了高表达 RND3 时 Notch1（NICD 由 Notch1 经 γ-分泌酶剪切生成）的 mRNA 表达水平，结果发现，Notch1 的 mRNA 表达没有明显变化（图 2-27C），提示 RND3 调节 NICD 可能通过转录后调节。我们之前已经发现，RND3 与 NICD 表达位置相同，因此，RND3 可能与 NICD 结合。为了验证这一假说，我们转染 Flag-NICD 与 Myc-RND3 的质粒到 U251 细胞中，应用免疫共沉淀检测两者是否相互结合。免疫沉淀结果显示，在 Myc-RND3 沉淀的蛋白中，可以检测到 Flag-NICD，在 Flag-NICD 沉淀的蛋白中，可以检测到 Myc-RND3（图 2-27B）。因此，RND3 可能通过与 NICD 的结合调节 NICD 的表达水平。

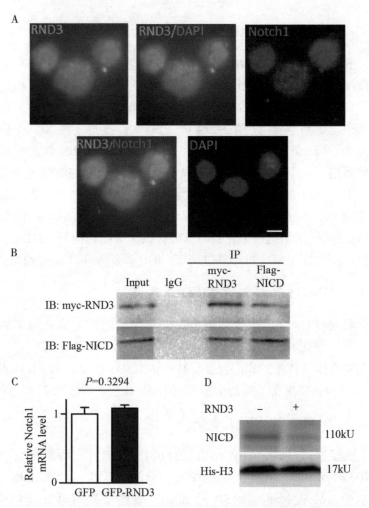

图 2-27　RND3 调节 Notch1 信号通路的机制

A：RND3 和 Notch1 在人脑 GBM 与 GBM 细胞 U251 中的亚细胞定位；B：RND3 与 NICD 的沉淀结果；C：高表达 RND3 后 Notch1 的 mRNA 表达水平；D：高表达和低表达 RND3 后细胞核内 NICD 的表达量。

2.4.4　RND3 与 CSL 表达位置相同

Notch1 的活性形式 NICD 进入细胞核之后，要调节靶基因表达，并不能直接与靶基因启动子结合，它需要与 CSL 结合后，在 MAML 1 的调节下，形成 NICD-CSL-MAML 1 集团，进而调节靶基因。我们已经发现，RND3 可以通过与 NICD 结合来降低细胞核内 NICD 的表达量，但 RND3 是否也与 CSL 和 MAML 1 结合，进而调节 NICD-CSL-MAML 1 集团，依然未知。因此，我们通过免疫荧光检测 RND3 与 CSL 的表达位置，结果发现，RND3 与 CSL 表达位置都主要位于细胞核中(图 2-28A)。

2.4.5　RND3 可以与 CSL 结合

为了验证 RND3 是否与 CSL 结合，我们共转染 GFP-RND3 与 Myc-CSL 到 U251 细胞内，结果显示，在 GFP-RND3 沉淀的蛋白中，可以检测到 Myc-CSL，在 Myc-CSL 沉淀的蛋白中，也可以检测到 GFP-RND3(图 2-28B)。

2.4.6　RND3 通过转录后途径调节 CSL 表达量

我们已经发现 RND3 可以与 CSL 结合，但 RND3 对 CSL 的作用依然未知，因此，我们检测 CSL 的 mRNA 水平和蛋白水平，结果发现，CSL 蛋白水平在高表达 RND3 时降低(图 2-28D)，但 mRNA 量无明显改变(图 2-28C)。

2.4.7　RND3 与 MAML 1 表达位置相同

我们已经发现，RND3 可以与 NICD 和 CSL 结合，为了进一步验证 RND3 是否与 NICD-CSL-MAML 1 集团结合，我们需要检测 RND3 是否也与 MAML 1 结合。我们采用免疫荧光首先检测 RND3 与 MAML 1 表达位置，结果发现，RND3 与 MAML1 表达位置相同(图 2-29A)。

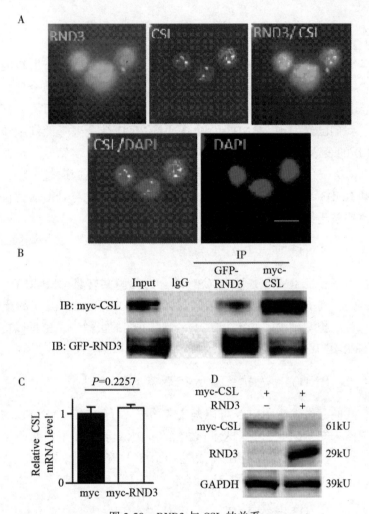

图 2-28　RND3 与 CSL 的关系

A：RND3 和 CSL 在 U251 细胞中的亚细胞定位；B：RND3 与 CSL 的相互
沉淀；C：高表达 RND3 后，CSL 的 mRNA 表达量；D：高表达 RND3 后，
CSL 的蛋白表达量。

2.4.8　RND3 与 MAML 1 相互结合

　　为了验证 RND3 是否与 MAML 1 结合，我们共转染 GFP-RND3

与 Flag-MAML 1 到 U251 细胞内，结果显示，RND3 与 MAML 1 可以相互沉淀对方(图 2-29B)。

2.4.9 RND3 通过转录途径调节 MAML 1 表达量

我们已经证实 RND3 与 NICD、CSL 结合，可以影响 NICD、CSL 蛋白水平而不影响其 mRNA 水平，因此，我们检测 MAML 1 的 mRNA 水平和蛋白水平，结果发现，MAML 1 蛋白水平在高表达 RND3 时降低(图 2-29D)，但 mRNA 表达量无明显改变(图 2-29C)。

2.4.10 RND3 调节 NICD 表达量是 RND3 调节 Notch1 信号通路的关键

目前已经证实，Notch1 在调节 GBM 细胞增殖中发挥关键作用[21]，本研究发现，RND3 可以通过调节 NICD-CSL-MAML 1 集团调节 Notch1 信号通路进而调节 GBM 细胞增殖，但 RND3 对 NICD 调节在这一过程中的作用依然未知。为了探讨 RND3 调节 NICD 在 RND3 调节 NICD-CSL-MAML 1 集团中的作用，我们使用逆转实验来进行研究。结果显示，在 U251 细胞中，高表达 RND3 (GFP-RND3 组)，HES1 的 mRNA 表达明显降低，与对照组(GFP 组)相比，差异有统计学意义($P < 0.001$)。而同时高表达 RND3 与 Flag-NICD(GFP-RND3+Flag-NICD 组)，HES1 的 mRNA 表达量与对照组(GFP 组)相比，差异无统计学意义($P = 0.3121 > 0.05$)(图 2-30C)，说明 NICD 可以完全逆转 RND3 对 NICD-CSL-MAML 1 集团的作用。在 U251 细胞中，敲低 RND3(siRND3)，HES1 的 mRNA 表达量明显升高，与对照组相比，差异有统计学意义($P = 0.02529 < 0.05$)。然而，当 U251 细胞中不存在 Notch1 表达时(siNotch1)，敲低 RND3 (siRND3)，HES1 的 mRNA 表达量无明显改变。与对照组相比，差异无统计学意义($P = 0.2118 > 0.05$)(图 2-30B)，说明在缺少 NICD 的情况下，RND3 无法实现对 NICD-CSL-MAML 1 集团的调节。为了验证 RND3 与 NICD 的关系，我们收集了 15 例人脑 GBM 组织与 15 例正常脑组织，并检测了 RND3 与 NICD 表达量，结果发现，RND3 蛋白表达量与 NICD 蛋白表达量呈现负相关($R = -0.6003$)，具有统计学

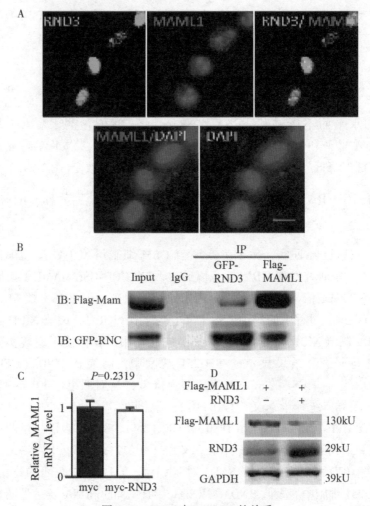

图 2-29　RND3 与 MAML1 的关系

A：RND3 和 MAML1 在 U251 细胞中的亚细胞定位；B：RND3 与 MAML1 的相互沉淀；C：高表达 RND3 后，MAML1 的 mRNA 表达量；D：高表达 RND3 后，MAML1 的蛋白表达量。

意义（$P=0.0002<0.05$）（图 2-33），提示 RND3 在人脑 GBM 中调节 NICD 表达。总之，以上证据强有力的说明，RND3 负性调节 NICD 表达量在 RND3 调节 Notch1 信号通路中起到关键作用。

2.4.11　RND3 通过调节 NICD 稳定性调节 NICD 表达量

随着 RND3 表达升高，NICD 表达逐渐降低，当 MG132 阻断泛素化时，随着 RND3 表达升高，NICD 表达量无明显改变(图2-30D)。

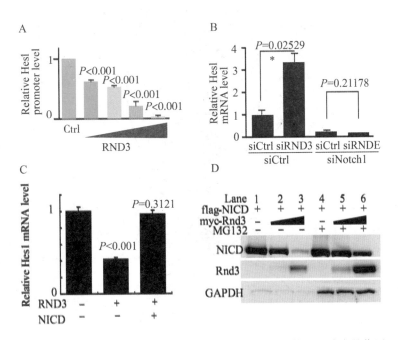

图 2-30　RND3 调节 NICD 表达量在 RND3 调节 Notch1 信号通路中的作用
A：高表达 RND3 时 NICD 与 HES1 启动子结合数量；B：使用 siNotch1 阻断 Notch1 信号通路后，siRND3 对细胞 HES1 的 mRNA 表达量的作用；C：高表达 RND3 和激活 Notch1 信号通路后，HES1 的 mRNA 表达量；D：阻断或不阻断泛素化时高表达 RND3 对 NICD 表达量的影响。

2.4.12　RND3 调节 Notch1 信号通路的模式图

总之，RND3 是一个可以与 NICD、MAML 1 和 CSL 结合的蛋白，RND3 与它们的结合，使整个集团的稳定性降低，最终导致降解(图 2-31)。

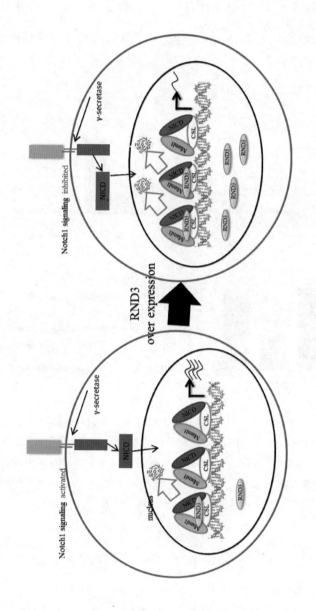

图2-31 RND3调节Notch1信号通路的模式图

高表达RND3，RND3与NICD、CSL和MAML1结合，并促进其降解，抑制Notch1信号通路

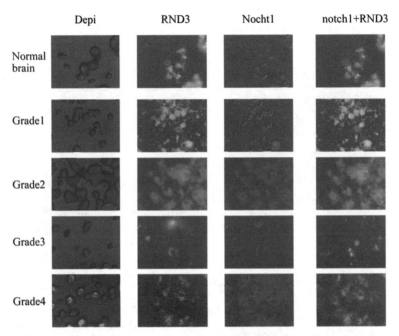

图 2-32 RND3 与 Notch1 在人脑组织中的表达位置

蓝色为 DAPI，为细胞核；红色为 Notch1；绿色为 RND3。

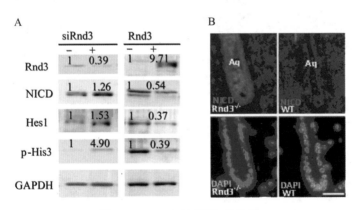

图 2-33 RND3 对 NICD 的作用

A：高表达和过低表达 RND3 后 NICD 的蛋白表达量；B：在 RND3 基因
敲除小鼠脑内 NICD 的表达量。

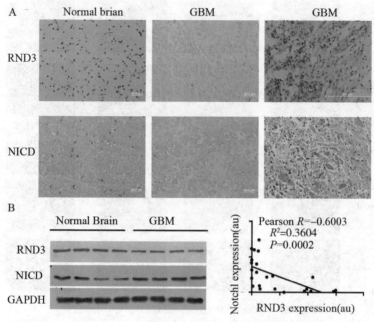

图 2-34　RND3 和 NICD 在人脑及 GBM 内的表达量

A：RND3 与 Notch1 在人脑组织及 GBM 内的表达量；B：RND3 和 NICD 在人脑组织及 GBM 内的蛋白表达量。

第3章 讨　　论

在此研究中，我们首次提出 RND3 在人脑 GBM 中是一个抑癌基因，可以抑制 GBM 细胞增殖；分子机制是降低 NICD-CSL-MAML1 集团的表达量，抑制 Notch1 信号通路，而在这一过程中起关键作用的是 RND3 对 NICD 表达量的调节。

3.1 RND3 在 GBM 组织中异常性低表达并在 GBM 发生发展中有重要作用

RND3 又称 RhoE，是 Foster 等人于 1996 年采用酵母双杂交方法发现的一个带有 GTP 水解酶的小分子 G 蛋白[7]（分子量为 27kU），并命名为 RND3。其蛋白的分子结构只有一条多肽链，属于单体 G 蛋白，在体内仅以与 GTP 结合的形式存在[8]。传统观点认为，RND3 的生物功能仅局限于参与肌动蛋白的形成[31]。但最近研究发现，RND3 还通过抑制 Rho 蛋白激酶活性调节其他生物学功能，包括细胞的迁移，凋亡等[14]。

最近人们发现，RND3 在神经系统中发挥重要作用[32]。我们课题组的近期研究结果显示：RND3 在所有组织中均有不同水平的表达，而脑组织是 RND3 表达最高的器官之一[19]。敲除 RND3 基因的小鼠，脑室壁细胞异常增殖，直接导致先天性脑积水，提示 RND3 在中枢神经系统的发育中发挥不可缺少的作用[19]。

近年来，人们发现 RND3 的低表达与部分肿瘤细胞的异常增殖有关[13,16,33,34]，但目前这些研究还停留在基因表达水平的描述上，缺乏分子机制的探讨[15,18]。而 RND3 与中枢神经系统的关系，正如我们前期发现，正常脑组织中有丰富的 RND3 的表达[19]，更明显的富集于脑胶质细胞中(图 2-2),提示 RND3 在胶质细胞和神经元中可能发挥重要作用。因为胶质细胞和神经元细胞是脑 GBM 的重要来源细胞[20],因此,RND3 在 GBM 的发生发展中可能也发挥重要作用,但目前有关 RND3 在人脑 GBM 中的表达水平依然未知。

RND3 在人脑 GBM 中异常性低表达。RND3 在肝癌[13,35-37]、前列腺癌[38]、和肉瘤[39]中异常性低表达,在这些肿瘤中,RND3 被认为是一个抑癌基因。因此,RND3 在 GBM 中可能也是一个抑癌基因,低表达 RND3 可能促进了 GBM 细胞的增殖和 GBM 的发展。

RND3 的 mRNA 水平在 GBM 中异常性低表达。RND3 属于 Rho GTP 家族中的亚家族 RND 中的一员,虽然 RND 家族成员大部分受 GTP/GDP 循环的调节,但 RND3 是个例外,研究发现,RND3 主要受转录水平的调节[10]。本课题组发现,RND3 的 mRNA 水平在 GBM 中表达明显降低,提示 RND3 可能因为转录水平的调节导致 RND3 的 mRNA 在 GBM 内的低表达。

目前发现有多条信号通路可以调节 RND3 的 mRNA 水平,血小板衍生因子(platelet-derived growth factor,PDGF)可以在成纤维细胞中调节 RND3 的 mRNA 水平,FOXD3 可以在黑色素瘤中调节 RND3 的 mRNA 水平[40];miR-200b 在 Hela 细胞中可以直接调节 RND3 的 mRNA 表达[31]。但遗憾的是,GBM 内能调节 RND3 的转录水平的信号通路尚未研究。但目前已经发现,PDGF 信号通路在 GBM 内存在并在 GBM 发生发展中发挥重要作用[41,42],虽然目前还没有关于在 GBM 内 PDGF 信号通路调节 RND3 的 mRNA 水平的报道,但我们可以推断,PDGF 信号通路在 GBM 中极有可能调节 RND3 的 mRNA 水平,我们将在下一阶段的实验中进行研究。

结果显示:RND3 蛋白水平也表达降低,且在 GBM 标本中 mRNA 表达不完全一致,提示 RND3 除了受转录水平调节外,还受转录后途径的调节。转录后调节最常见的是磷酸化和泛素化,RND3 可以被磷酸化,Rock I 是一种蛋白激酶,它可以被 RND3 调节,同时又可以结合并磷酸化 RND3 的 Ser11 位点[43];而 RND3 的降解主要是受泛素化的调节，RND3 的磷酸化可以抑制其泛素化，阻止其降解[44]。因为 RND3 在 GBM 中蛋白表达异常性降低，且可以与其 mRNA 表达不一致，因此，我们推断，在 GBM 中 RND3 的蛋白表达水平还受磷酸化和泛素化调节。

已有文献报道，RND3 在肝癌[37]，非小细胞肺癌[45]中与患者预后密切相关。Kaplan-Meier 分析结果显示，RND3 相对低表达的患者生存时间要短于 RND3 相对高表达的患者。体内实验过程中，我们也发现，在裸鼠接种肿瘤细胞的第 9 周和第 10 周，GFP 组各有一只裸鼠死亡，而接种高表达 RND3 的肿瘤细胞的裸鼠却无死亡，提示 RND3 在 GBM 中是一个影响患者预后的关键蛋白，在 GBM 的发生发展中可能发挥关键作用。

3.2　RND3 可以抑制 GBM 细胞的增殖

GBM 细胞的异常增殖是 GBM 最重要的特征之一，抑制 GBM 细胞的增殖可以提高 GBM 患者的预后。目前临床上在研的治疗 GBM 的化疗药物也多是针对可以调节 GBM 细胞增殖的 RTK 抑制剂，然而，临床前及临床实验表明，RTK 抑制剂效果不佳。目前的观点认为，GBM 治疗效果的提高依赖于对其分子机制的进一步了解。

目前虽有文章报道，RND3 可以调节部分肿瘤细胞的增殖[18,34,46]，但 RND3 在人脑 GBM 细胞增殖中的作用尚未见相关报道。本研究在国内外首次发现，高表达 RND3 可以抑制人脑 GBM 细胞增殖与肿瘤生长，而低表达 RND3 可以促进 GBM 细胞增殖。同时，我们在人的标本里也发现：RND3 在增殖异常的 GBM 内低表达，在增殖正常的脑组织中高表达。在 RND3 基因敲除小鼠中，我们观察到，RND3 基因敲除小鼠的脑发育异常增大(图 2-9)，RND3 基因的敲除可能引起了脑细胞的异常增殖。众所周知，GBM 来源于中枢神经系统的神经干细胞、胶质细胞和神经细胞[20]，也从侧面支持 RND3 可以调节 GBM 细胞增殖的推断。总之，这些证据有力地证实了 RND3 是一个新的调控 GBM 细胞增殖的抑癌基因，

RND3 在 GBM 中的低表达解除了 RND3 对细胞增殖的抑制，进而导致了 GBM 的无限制增殖。

3.3 RND3 调控 GBM 细胞增殖的机制是调控 Notch1 信号通路

3.3.1 RND3 可以调节 Notch1 信号通路

多条信号通路可以调节 GBM 细胞的增殖，如 EGFR 信号通路，Notch1 信号通路[6]，我们发现，在 RND3 敲除小鼠的脑组织内多个 Notch1 信号通路的靶基因表达升高，提示 Notch1 信号通路被异常激活。这一结果被我们随后的荧光定量 PCR 和免疫印迹证实，结果发现，RND3 基因敲除小鼠的脑组织内的 HES1 蛋白和 mRNA 水平都明显增高（图 2-15），细胞增殖增加（图 2-16A，B）。RND3 可能通过调节 Notch1 信号通路调节 GBM 细胞的增殖。

Notch 信号是一个在进化过程中高度保守的信号通路，广泛存在于无脊椎动物和脊椎动物的多个物种之中，它是介导细胞和细胞之间直接接触的主要信号通路之一，调控包括多细胞机体的增殖、凋亡和分化等在内的多种重要生物反应[47]。在哺乳类动物中有 4 种 Notch 受体：Notch1、2、3、4，配体有 5 种：Delta-like1、3、4 和 Jagged1、2。Notch 受体蛋白由胞外段、跨膜段和胞内段三部分组成。受体配体结合后激发两次蛋白水解反应，第一次是胞外段被 ADAM 蛋白酶水解，第二次是 Notch 蛋白的跨膜段在 γ-分泌酶的作用下水解，释放出游离的 Notch 蛋白胞内段（NICD）。NICD 通过核膜进入细胞核，与转录因子 CSL 形成复合物后，结合到特定 DNA 序列上，调控相关基因的转录，从而实现对细胞性质的调控[48]。

3.3.2 RND3 通过调节 Notch1 信号通路调解 GBM 细胞的增殖

虽然有一篇细胞培养的研究间接提示 RND3 可能通过抑制细胞周期调控因子 Cyclin D1 表达水平来调节 U87 细胞的增殖[18]，但此假说被另一篇研究予以否定[11]。因此，在此研究之前，RND3 在 GBM 内调节细胞增殖的机制未知。在 GBM 中，通过多种方法，在多种细胞内，我们证实高表达 RND3 时，Notch1 信号通路被抑制，而低表达 RND3 时，Notch1 信号通路激活；同时，这一结果在人脑 GBM 标本里也得到了证实：RND3 表达量与 Notch1 信号通路靶基因 HES5 表达量呈负相关。细胞实验结果与临床结果都强有力地说明 RND3 在 GBM 细胞中可以调节 Notch1 信号通路。

3.3.3　Notch1 信号通路可以调节 GBM 细胞增殖

RND3 可以调节 GBM 细胞的增殖，RND3 可以调节 GBM 细胞内的 Notch1 信号通路，如果我们要确定 RND3 是否通过调节 Notch1 信号通路调解 GBM 细胞增殖，我们首先要确定 Notch1 信号通路与 GBM 细胞增殖的关系。结果显示，Notch1 信号通路的受体 Notch1 及其靶基因 HES5 的表达量在 GBM 中表达明显升高，说明 Notch1 信号通路在 GBM 内异常性高表达，可能与 GBM 细胞增殖有关；随后通过激活或者阻断 Notch1 信号通路，我们发现激活 Notch1 信号通路，细胞增殖增加，阻断 Notch1 信号通路，细胞增殖降低，说明调节 GBM 细胞的 Notch1 信号通路可以有效地调节 GBM 细胞的增殖。

其他课题组对 Notch1 信号通路在 GBM 细胞增殖中的作用也进行了部分研究，Notch 信号通路在 GBM 中表达异常[49,50]，Notch1、Delta-like1、Jagged1 基因和蛋白表达水平都明显高于正常脑组织[21,51,52]，且 Notch1 高表达的患者预后要明显差于 Notch1 低表达的患者[51,53-55]。倘若抑制 Notch1、Delta-like1、Jagged1 的表达进而抑制 Notch1 信号通路，则能够成功抑制 GBM 细胞的增殖，颅内荷瘤裸鼠实验也证实，Notch1 信号通路的抑制可以抑制脑 GBM 的生长并延长荷瘤裸鼠的生存期[21]。Notch1 信号通路是控制 GBM 细胞增殖的关键信号通路[21,56]。

3.3.4　RND3 调节 GBM 细胞增殖的关键信号通路是 RND3 调节的 Notch1 信号通路

为了探讨 RND3 调节 Notch1 信号通路在 RND3 调节 GBM 细胞

增殖中的作用，我们使用 Flag-NICD 重新激活由 RND3 引起的 Notch1 信号通路抑制，结果发现，高表达 RND3 引起的细胞的抑制被逆转了，尤其重要的是，我们发现，在 GBM 细胞中阻断 Notch1 信号通路时，siRND3 对 GBM 细胞增殖的调节消失了，说明 RND3 调节 GBM 细胞增殖的关键信号通路是 RND3 调节的 Notch1 信号通路。

RND3 调节 Notch1 信号通路的具体分子机制尚未见相关报道。我们发现在人脑 GBM 和 GBM 细胞 U251 内，RND3 都主要表达于细胞核内（图 2-27A）。在 Notch1 信号通路中，处于细胞核中且直接与 Notch1 信号通路靶基因启动子结合的是 NICD-CSL-MAML 1 集团[57]，调节 NICD-CSL-MAML 1 集团可以直接调节 Notch1 信号通路[58]。在 GBM 细胞 U251 中，RND3 可以与 NICD、CSL 和 MAML 1 结合并且降低其蛋白表达量，因此，RND3 调节 Notch1 信号通路的分子机制是降低 NICD-CSL-MAML 1 集团的表达量。

已有文献报道，在 Notch1 信号通路中，Notch1 是调节 GBM 细胞增殖的关键蛋白[21]，Notch1 的活性形式 NICD 则主要处于细胞核内，降低 NICD 表达量可以抑制 Notch1 信号通路[23,25,27,59-63]。我们发现，RND3 可以与 NICD 结合并降低细胞核内 NICD 表达量（图 2-27B，C），进而降低 NICD 与靶基因启动子结合的数量（图2-30 A），而 NICD 则可以完全逆转 RND3 对 Notch1 信号通路的作用，在没有 NICD 的情况下，RND3 对 Notch1 信号通路的调节完全消失了。这一结果在人脑 GBM 标本中也得到了证实，RND3 与 Notch1 蛋白表达量呈负相关。以上证据都强有力的说明，RND3 通过结合并降低细胞核内的 NICD 是 RND3 调节 GBM 细胞 Notch1 信号通路的关键。

NICD，CSL 和 MAML 1 任何一个表达量的降低都可以引起 Notch1 信号通路的抑制[72]。我们发现高表达 RND3 可以同时抑制 NICD、CSL 和 MAML 1 的表达，而单独给予 NICD，RND3 对 Notch1 信号通路的抑制作用就可以完全消失（图 2-30B），提示单独给予 NICD 就可以完全逆转 RND3 对 NICD、CSL 和 MAML 1 的作用。而我们已经证实，RND3 调节 Notch1 信号通路的关键机制是

RND3 结合和降低 NICD 表达量,因此 RND3 调节 CSL 和 MAML 1 表达量可能是通过调节 NICD 表达实现的,但这有待我们进一步研究证实。

3.3.5　RND3 降解 NICD 表达量是通过泛素化途径

目前对 NICD 表达量的调节主要集中于对其生成和降解的调节[22-30]。本课题组研究发现,高表达 RND3 后,Notch1 的 mRNA 表达水平没有明显改变(图 2-27C),提示 RND3 不是通过调节 Notch1 的生成来调解 NICD 表达量的。NICD 降解的主要方式是泛素化[64-66],而我们的研究结果也证实,RND3 与 NICD 相互结合,使用泛素化酶抑制剂 MG-132 后,RND3 对 NICD 的降解作用消失(图 2-30D),说明 RND3 是通过调节 NICD 的泛素化水平来实现对 NICD 调节的。

总之,RND3 是一个新的抑癌基因,RND3 可以调节 GBM 细胞增殖,机制是通过降低 NICD-CSL-MAML 1 的表达量,最终抑制 Notch1 信号通路。研究结果提供了一个新的调节 GBM 细胞增殖的机制,并为 GBM 治疗提供了新的治疗靶点。

第4章 综述：RND 蛋白的作用和调节

RND 蛋白属于 Rho 家族，是一种小 GTP 结合蛋白，包括 RND1/RND6，RND2/RND7 和 RND3/RND8/RHOE。RND 蛋白与 Rho 家族的其他蛋白有着不同的性质[67]。大多数小 G 蛋白在鸟嘌呤核苷酸交换因子的调节下，可以从 GDP 结合下的失活状态转变为 GTP 结合下的激活状态。而一旦携带 GTP 的 RND 蛋白激活状态与底物结合，GTP 可以在氨基末端激酶 GAPs 的作用下水解为 GDP，进而使 RND 蛋白转变为 GDP 结合下的失活状态。对于大多数的 Rho 家族蛋白，GDP 失活状态与鸟嘌呤解离抑制蛋白(GDI)结合形成 Rho-GDI 复合物并掩盖其 Rho 蛋白 C 端，使其处于更稳定的状态。但研究发现，RND1，RND2，RND3 虽然也是 Rho 家族成员，但不受类似的调节，因为它们总是绑定到 GTP。RND 蛋白的活性主要受它们的表达量、表达位置及磷酸化的影响，而不是通过 GDP/GTP 的转换。

与 Rho 家族其他成员一样，RND 蛋白可以控制肌动蛋白细胞骨架，然而，最近研究发现，它们可能参与了更复杂或者特殊功能的细胞骨架，例如，神经元的可塑性。RND 蛋白只在脊椎动物中被发现，例如哺乳动物、鸟类、青蛙(非洲爪蟾)和鱼。Rho、Rac 和 Cdc42 已经在秀丽隐杆线虫、黑腹果蝇、植物和酵母中被发现。但 RND 及其同源基因还没有在海鞘类动物中被发现[68,69]。在这篇综述中，将介绍 RND 蛋白的功能和生化特性，重点介绍 RND 蛋白在神经细胞及肿瘤发生发展中的作用。

4.1 结构和表达

大多数 Ras 家族的蛋白包含一个结合 GDP 或者 GTP 的区域和一个高度保守的区域。但每个家族成员又有其独特的结构以决定其细胞定位和特殊功能。RND 蛋白虽然也具有和 Rho 家族类似的 GTP 结合区域，但在 GTP 结合区域内一些关键结构的改变使其生化特性发生了极大的变化。这意味着与其他的小 G 蛋白相比，RND1 和 RND3 并不进行 GDP 和 GTP 的转化或者从 GDP 到 GTP 的转化对 RND 蛋白不起作用[7,70-73]。而近期的研究也已经发现，RND 蛋白活性的调节可能通过新的机制。

大部分 Rho 家族的蛋白转录后在 C 端被修饰，在蛋白上加了亲脂的碳氢链，这与它们的膜连接相关。然而，RND 蛋白转录后却被法尼基化。RhoA 蛋白的大部分与 GDI 蛋白相连，而 GDI 蛋白阻止了法尼基化，因此导致 RhoA 大部分在细胞质中。在内源性表达水平的 RND 蛋白多表达于细胞膜，且不与 GDI 相连接[70]。

所有的三个 RND 家族成员在脑组织中都有表达，功能研究已经发现，它们在神经轴突路径及脑发育中发挥重要作用。RND1 在肝组织中也高表达，而 RND2 则高表达于睾丸中。RND3 被广泛表达但水平较低，且研究发现 RND3 的表达受多条信号通路的调节。RND3 表达最高的器官之一是前列腺，而近期的研究也已经证实 RND3 在前列腺癌中表达降低。在纤维细胞和上皮细胞，RND1 和 RND3 在细胞连接区域与钙粘素共表达[72]。目前还不清楚 RND 蛋白在这些区域的作用，是失活不发挥作用状态还是激活状态并在维持细胞粘附上发挥重要作用。研究发现，RDN3 在高尔基体里也有表达[67]。

4.2 RND 蛋白在肌动蛋白细胞骨架中的作用

RND 蛋白的作用已经在多种细胞中被探讨，包括成纤维细胞、上皮细胞和神经细胞中，其中 RND 蛋白对肌动蛋白骨架的作用已经非常清楚。在成纤维细胞中，溶血磷脂酸成功诱导应力纤维的快速产生，但 RND1 可以抑制溶血磷脂酸的作用[70]，导致应力纤维的丢失，但薄的肌动蛋白小梁被保留，并与点状的肌动蛋白积累在节点小梁上。RND1 蛋白的表达可以引起将应力纤维连接于细胞外基质的黏着斑的消失进而使细胞失去黏附，细胞失去黏附后不能伸展，进而细胞变圆[70]。RND1 蛋白的表达也可以在上皮细胞的细胞外基质引起基地应力蛋白的消失。虽然 RND1 和 RND3 在肌动蛋白细胞骨架中的作用明确且相似，但 RND2 的作用很小或者没有作用[70]。另外，RND3 的表达可以引起细胞的迁移，可能通过增加细胞的黏着斑和应力纤维的可塑性来实现此作用[17,40,74,75]。有趣的是，在神经元中，RND 蛋白拮抗 Rho 蛋白在肌动蛋白细胞骨架中的作用，激活 Rho 促进神经轴突回缩，而 Rnd1 参与促进神经突起延长和 RND2 诱导神经元分支[76]。

4.3　RND 蛋白的靶点

RND 蛋白对细胞形态的影响都与其抑制 RhoA 介导的收缩有关，提示 RND3 蛋白抑制 Rho 蛋白。但 RND 蛋白是如何实现对 Rho 蛋白调节的呢？研究已经证实，RND 蛋白可以与 p190 RhoGAP 结合，其结合位点正是 p190 RhoGAP 抑制 Rho 蛋白的结合位点[77]。RND3 可以增加内源性的 P190 RhoGAP 的 GAP 活性。高表达 RND3 会减少可以与 RhoA 结合的 GTP 进而抑制 RhoA 介导的收缩。进一步的研究证实，RND1 和 RND3 的作用在 p190 RhoGAP 敲除细胞中的作用降低了。这些证据表明 RND1 和 RND3 的作用主要通过调节 p190 RhoGAP 实现[77]。

除了 p190 RhoGAP，RND3 可以直接结合和抑制 ROCK1，一个主要的 Rho 因子，但不调节 ROCK Ⅱ，这也说明 ROCK1 和 ROCK Ⅱ受调节方式不同[73]。RND1 不与 ROCK Ⅰ 结合，也可以引起肌动蛋白细胞骨架的消失，提示我们 RND1 和 RND3 调节 p190 RhoGAP 可能是 RND1 和 RND3 引起肌动蛋白细胞骨架的消失的原因。RND1 也与可以调节细胞迁移的 Src-homology-2（SH2）的 Grb7 结合[78]，Grb7 在细胞变形足表达，这种结合可能抑制细胞变形足中应力纤维的形成[79]。

RND2 在成纤维细胞 NIH-3T3 中对肌动蛋白细胞骨架没有作用，并且 RND2 很少与 p190 RhoGAPs 结合[77]。但 RND2 在神经细胞中调节肌动蛋白细胞骨架[80]，这种作用可能是通过特异性调节 Rapostlin 蛋白实现的，Rapostlin 蛋白在脑组织中高表达，并且参与 RND2 调节突触分支的形成[81,82]。Rapostlin 可以介导 RND2 对神经细胞和肌动蛋白细胞骨架的作用，同时也可以与微管结合，因此可以协调 RND2 对这两个细胞骨架结构的影响。

有趣的是，RND2 在睾丸的表达远远比在脑组织中要高。Socius 主要表达于睾丸，研究证实其可以与 RND2 结合，是 RND2 在睾丸中发挥作用的重要中介因子[83]。RND2 也可以与另外一个在睾丸中高表达的 RhoGAP 蛋白 Mgc RacGAP 结合[84]。Socius 和 Mgc RacGAP 都表达于早期精子细胞，并且共表达于顶体结构。Mgc RacGAP 蛋白参与细胞分裂过程中收缩环的组装[85]，因此，研究 RND2 在这一过程中是否起作用将会非常有意义。

4.4　RND 蛋白靶蛋白的演变

有趣的是，在没有 RND 蛋白表达的海鞘类动物、果蝇和线虫中，也发现了 p190 RhoGAP、Mgc RacGAP 和 Rock 同源蛋白的表达[68]。这些基因在进化过程中已经被复制出来，而它们一旦出现在进化的过程中，它们的产物将有可能与 RND 蛋白结合并产生交互作用。

4.5　RND 蛋白的调控

在 Madin-Darby canine kidney（MDCK）细胞中，RND3 蛋白的表达受 Raf 信号通路调节[73,86]，在成纤维细胞中，RND3 蛋白的表达受血小板衍生生长因子（PDGF）调节[73]，在这两种细胞中，RND3 表达量的变化可以用来解释这些信号通路所引起的形态学变化。除此之外，在 Hela 细胞中，MicroRNA-200b 可以调节 RND3 的 mRNA 表达和 RND3 蛋白表达[87]，RND3 在绒毛膜上皮细胞中受 cyclic AMP 调节[88]，而在肿瘤细胞中，人们也发现多个因子可以调节 RND3 的表达，在黑色素瘤细胞中 RND3 受 FOXD3 的调节[40]，缺氧诱导因子(HIF)-1 可以在胃癌细胞中调节 RND3 的表达量[89]。

另外，基因芯片技术发现 RND3 受多种因素的调节，包括紫外线-B 照射和其他应激刺激[90]；RND3 的表达也可以受化疗药物顺铂的影响[46]，提示 RND3 可能控制 DNA 损伤后的修复。

RhoA 可以控制平滑肌的收缩，但生理条件下通过调节 RND3 的量调节平滑肌的收缩尚属新鲜。在兔子怀孕期间，RND3 在子宫肌层表达增加，并抑制收缩；在兔子分娩时，RND3 在子宫肌层表达降低而 RhoA 和 ROCK I 表达增加[91]。而另一个研究则发现 RND1 在大鼠怀孕时的子宫肌层表达增加，但 RND3 表达是否增加尚未可知[92]。另外，RND1 可以抑制平滑肌的钙增敏作用，并已经证实在曲张静脉平滑肌收缩中发挥作用[93]；增加 RND1 的表达量和降低 ROCK 表达量可能有助于降低平滑肌的收缩[94]。

在角质形成细胞中，凝血因子 VII a 结合跨膜糖蛋白的组织因子，启动血液凝固，可以增加 RND3 表达。因此有人推测，这种情况下，RND3 的表达增加，可能促进伤口愈合反应[95]。RND1 在胃癌核炎症内皮细胞中低甲基化[96,97]，而 RND2 在脂多糖激活单核细胞中表达增加[98]。

4.6　RND3 磷酸化

目前有证据表明，RND3 可以被磷酸化，Rock I 是一种蛋白激酶，它可以被 RND3 调节，同时又可以结合并磷酸化 RND3 的 Ser11 位点[99]，这种磷酸化似乎并没有影响 RND3 与 ROCK 及 P190 RhoGAP 的结合[44]。研究发现，磷酸化形式的 RND3 仅存在于细胞质中，而非磷酸化 RND3 被发现主要与膜相关。Rock I 和 Rock II 激酶结构域(92%同一性)高度相似，且都可以结合并激活 RhoA，但很少有人知道，这两种激酶在功能上的差异。目前，只有 Rock I 可以结合和磷酸化 RND3 而 RockII 不可以，是它们功能不同的第一个证据，但由于 Rock I 和 Rock II 有不同的靶点，受不同的调节途径[100]，目前，这些功能差异的生理意义知之甚少。虽然 Rock I 可以磷酸化 RND3，但 Rock I 不能磷酸化 Rnd1 或 RND2。

在组织培养细胞中的几项研究表明，RND3 可能会在体内磷酸化。在饥饿的 NIH-3T3 细胞中，PDGF 刺激诱导 RND3 在 Ser11 位点磷酸化，LPA 刺激能激活 RhoA 和 ROCK I，但无法引起 RND3 的磷酸化。这表明，ROCK I 虽然可以被 RhoA 激活，但此时激活的 ROCK I 激酶活性是不足以磷酸化 RND3 的。然而，在同等条件下，ROCK I 可以有效磷酸化其他靶蛋白，促进应力纤维的形成，如肌球蛋白轻链磷酸酶。PDGF 可以激活多种途径，包括 MAPK 信号通路、磷脂酰肌醇 3-激酶(PI3K)和蛋白激酶 C(PKC)信号通路，但在 PDGF 激活的信号通路中，除了 ROCK I 信号通路，只有 PKC 信号通路的激活是 RND3 磷酸化所需要的。但 RND3 的磷酸化，明显要比 PKC 直接磷酸化其他蛋白要慢得多，这提示 PKC 诱导的 RND3 磷酸化可能是间接的，这有待进一步研究。此外，完全抑制 ROCK I 并不能完全阻止 RND3 磷酸化，说明有其他激酶参与了磷酸化 RND3 的过程。

PDGF 几分钟之内刺激诱导膜皱裂，并在第一个小时迅速损失肌动球蛋白纤维。这些改变与 RND3 蛋白表达和磷酸化增加，继而增加肌动球蛋白纤维损失有关。而 RND3 去磷酸化和降解可以解释为什么 RND3 表达细胞几个小时后细胞骨架的表型恢复到正常。LPA 用于强有力地诱导肌动球蛋白纤维，不能影响 RND3 的稳定性或磷酸化。从生理学的角度看，ROCK I 介导的 RND3 磷酸化可能会为 ROCK I 激活提供一个负反馈回路，以限制 ROCK I 激活[44]。然而，具体的机制依然未知。

布诺贝斯等已经表明，Rnd1 或 RND3 的 N-末端是胞膜上正确定位所需要的[70]。此 N-末端部分富含正电荷的氨基酸(赖氨酸、精氨酸)，并可能与负性调节磷酸肌醇磷酸盐有关。RND3 磷酸化的增加可以减少细胞膜 RND3 的量并增加胞浆内 RND3 的量。目前已经描述了一个类似的机制是 RhoA 的 C-末端(Ser188)磷酸化[101]。

4.7　泛素/蛋白酶体途径降解

为确保小 G 蛋白的活性和正确定位，有几种机制参与控制的小 G-蛋白激活，包括 GEFs 激活小 G 蛋白，GAP 和 GDI 介导的膜分离抑制小 G 蛋白及泛素/蛋白酶体介导的降解小 G 蛋白。Lemichez 和他的同事已经证明，活化的 Rac1 易增加泛素/蛋白酶体介导的降解，这种降解对细胞运动是很重要的[102]。此外，E3 泛素连接酶型 Smad 泛素化调节因子 1（Smurf1）在细胞突起内参与 RhoA 蛋白降解[103]。RhoA 在片状伪足中的失活可以通过 RND 蛋白介导的 P190 RhoGAP，或者通过其他机制介导的 Rho GAP，或通过有针对性的降解 RhoA[104]。这种抑制看起来似乎是"杀鸡用牛刀"，但需要强调的是，对于细胞形成隆起的肌动蛋白的结构，如丝状伪足、片状伪足或神经生长锥的地方，抑制 RhoA 活性是至关重要的。

有趣的是，最近已表明，RhoA 在 Ser188 的磷酸化保护下使它免受泛素/蛋白酶体介导的降解[105]。Rnd 蛋白不受 GEFs 和 GAPs 的调节，因此，它们可能受泛素/蛋白酶体介导的降解的调节。目前已经证实，RND3 的降解是通过泛素化途径来实现的，有趣的是，类似于 RhoA，RND3 的磷酸化也可以抑制其降解[44]。

4.8　RND3 蛋白在肿瘤中的表达与作用

虽然前期的研究多集中于 RND3 对肌动蛋白细胞骨架的调控，安妮·里德利的研究小组发现，RND3 可能参与细胞周期的调控。他们发现用血清刺激静态成纤维细胞时高表达 RND3 的细胞在 20h 后只有 10% 进入 S 期，而对照组的 75% 细胞进入了 S 期。该报告指出，外源性 RND3 阻止细胞周期进程于 G_1 期。在成纤维细胞中，细胞周期进展需要整合到 ECM 的黏附，因此，RND3 可能通过降低黏附及诱导解离的整合为基础的黏着斑来影响细胞周期[46]。

事实上，近期的研究提示，RND3 可能通过调节 Cyclin D1 来调节细胞周期，Cyclin D1 在 G_1 期被诱导，然后在 G_1 期的中后期达到顶峰[18,46,106,107]。Cyclin D1 受多种信号通路的调节，比如 ERK 和 PI3K-AKT 信号通路，但 RND3 不抑制这些信号通路（至少在早期阶段），Rac 也被证实可以调节 Cyclin D1，但在表达 RND3 的细胞内，由血清诱导的 Rac 活化与对照组没有差别。RhoA 可以激活 Cyclin D1 启动子，然而，RND3 不影响 Cyclin D1 的启动子和 mRNA 水平。事实上，RND3 可能通过转录后水平调节 Cyclin D1 的表达，因为 RND3 严重降低了 Cyclin D1 蛋白的合成率[46]。

研究发现，通过调节 pRb 的表达量可以逆转 RND3 引起的细胞周期的改变，而改变 Cyclin D1 无法逆转 RND3 引起的细胞周期的改变，说明 RND3 改变细胞周期除了通过调节 Cyclin D1 外，可能还调节了其他蛋白[46]。

RND3 蛋白高表达可以抑制前列腺癌细胞的生长[38,108]。有趣的是，当缺乏 pRb 的前列腺癌细胞 DU-145 高表达外源性 RND3 时，细胞停滞于 G_2/M 期，Cyclin B1 和 Cdc2 表达降低[38]。这些数据表明，RND3 可以阻止细胞周期进程在不同的时期。此外，比利亚隆加等在成纤维细胞中发现，RND3 表达抑制 Ras 的转录[46]。通过观察发现，在乳腺上皮肿瘤细胞中，RND3 诱导紧密连接形成，然而，发现在 Ras 活化的基因突变的多种肿瘤中，高表达 RND3，例如，胰腺肿瘤[109]、结肠癌细胞[110] 和黑色素瘤。确实，激活的 Ras 信号通路在肾脏来源的上皮细胞中也可以增加 RND3 的表达量。因此 RND3 在不同起源的上皮细胞中，在转录上的作用可能不同[111]。

4.9　结论和展望

RND3 在神经元导向需要的细胞骨架重排上发挥重要作用，对神经元的进一步研究将有助于对控制 RND 蛋白机制的理解。RND3 的可能作用靶点，比如 p190 RhoGAP、ROCKI、Socius 或 Rapostlin，需要更细致的研究。此外，RND 蛋白对大脑发育与成熟中的作用有待进一步的研究[112]。

多种机制可能控制 RND 蛋白的活性。其中在转录水平的调节目前的研究主要是针对 RND3，但分子机制尚不清楚。因此，控制 RND3 转录水平的因素需要进一步的研究。因为 RND3 蛋白水平的变化远大于其 mRNA 水平的改变，因此，可能是通过 P70-S6 激酶途径合成的翻译调控蛋白，但这需要进一步研究。形成失活集团是调节 RND3 活性的另外一种机制，在这篇综述中我们已经举了两个例子，但是，其他的需要进一步的研究。磷酸化可以改变 RND3 的活性、位置和蛋白稳定。为了进一步了解磷酸化在蛋白酶降解 RND 蛋白中的作用，控制蛋白酶降解 RND 蛋白 E3 连接酶需要进一步的确定，并且去理解磷酸化是如何保护 RND3 免于被降解的。

RhoA-Rock 信号通路的缺陷发生在多种可以影响平滑肌的疾病中，RND 蛋白的表达量常常在这些疾病中发生改变。在起源于平滑肌异常引起的疾病中，RND3 可能发生作用。目前最有力的数据表明在前列腺癌和乳腺癌中 RND3 表达量降低，而与 RND3 具有相反作用的 RhoC 则常常表达升高。但 RND3 也可以调节细胞迁移[112]，因此，在一些肿瘤中 RND3 已经绕过了 RND3 调节细胞周期所介导的基因突变，并高表达来提高其侵袭性。这也可以解释为什么在有些肿瘤中 RND3 高表达并存在激活的 Ras-Raf 信号通路[113,114]。研究 RND3 在不同肿瘤中的表达对于研究其在肿瘤中的作用有重要意义。另外，RND2 在睾丸中的作用，RND1 在肝脏中的作用，还不清楚，利用小的干扰 RNA 构建的 RND 蛋白基因敲除老鼠将给 RND 蛋白在脑和相关器官的功能带来新的光明。

参 考 文 献

[1] Furnari FB, Fenton T, Bachoo RM, et al. Malignant astrocytic glioma: genetics, biology, and paths to treatment. Genes & development, 2007, 21(21): 2683-2710.

[2] Partap S, Fisher PG. Update on new treatments and developments in childhood brain tumors. Current opinion in pediatrics, 2007, 19 (6): 670-674.

[3] Devriendt D. Treatment of brain metastases. Revue medicale de Bruxelles, 2012, 33(4): 371-376.

[4] Tsao MN, Lloyd N, Wong RK, et al. Whole brain radiotherapy for the treatment of newly diagnosed multiple brain metastases. Cochrane Database Syst Rev, 2012, 4: CD003869.

[5] Grimm SA. Treatment of brain metastases: chemotherapy. Current oncology reports, 2012, 14(1): 85-90.

[6] Kotliarova S, Fine HA. SnapShot: glioblastoma multiforme. Cancer cell, 2012, 21(5): 710-710 e711.

[7] Foster R, Hu KQ, Lu Y, et al. Identification of a novel human Rho protein with unusual properties: GTPase deficiency and in vivo farnesylation. Molecular and cellular biology, 1996, 16 (6): 2689-2699.

[8] Jaffe AB, Hall A. Rho GTPases: biochemistry and biology. Annual review of cell and developmental biology, 2005, 21: 247-269.

[9] Peris B, Gonzalez-Granero S, Ballester-Lurbe B, et al. Neuronal polarization is impaired in mice lacking RhoE expression. Journal of neurochemistry, 2012, 121(6): 903-914.

[10] Chardin P. Function and regulation of Rnd proteins. Nature reviews Molecular cell biology, 2006, 7(1): 54-62.

[11] Riento K, Villalonga P, Garg R, et al. Function and regulation of RhoE. Biochemical Society transactions, 2005, 33 (Pt 4): 649-651.

[12] Ma W, Wong CC, Tung EK, et al. RhoE is frequently down regulated in HCC and suppresses HCC invasion through antagonizing the Rho/ROCK/MYPT pathway. Hepatology, 2012, 57(1): 152-161.

[13] Grise F, Sena S, Bidaud-Meynard A, et al. Rnd3/RhoE Is down-regulated in hepatocellular carcinoma and controls cellular invasion. Hepatology, 2012, 55(6): 1766-1775.

[14] Ma W, Wong CC, Tung EK, et al. RhoE is frequently down-regulated in hepatocellular carcinoma (HCC) and suppresses HCC invasion through antagonizing the Rho/Rho-Kinase/Myosin phosphatase target pathway. Hepatology, 2013, 57(1): 152-161.

[15] Zhou HJ, Li LL, Yue CX, et al. The effect of RhoE on CD44 promoter and the malignant behaviors of colorectal cancer cell. Sichuan da xue xue bao Yi xue ban = Journal of Sichuan University Medical science edition, 2011, 42(5): 589-593.

[16] Zhao H, Yang J, Fan T, et al. RhoE functions as a tumor suppressor in esophageal squamous cell carcinoma and modulates the PTEN/PI3K/Akt signaling pathway. Tumour biology: the journal of the International Society for Oncodevelopmental Biology and Medicine, 2012, 33(5): 1363-1374.

[17] Klein RM, Aplin AE. Rnd3 regulation of the actin cytoskeleton promotes melanoma migration and invasive outgrowth in three dimensions. Cancer research, 2009, 69(6): 2224-2233.

[18] Poch E, Minambres R, Mocholi E, et al. RhoE interferes with Rb inactivation and regulates the proliferation and survival of the U87 human glioblastoma cell line. Experimental cell research,

2007, 313(4): 719-731.

[19] Xi Lin BL, Xiangsheng Yang, Xiaojing Yue, et al. Genetic deletion of Rnd3 results in aqueductal stenosis leading to hydrocephalus through upregulation of Notch signaling. Proceedings of the National Academy of Sciences, 2013, In press.

[20] Chen J, McKay RM, Parada LF. Malignant glioma: lessons from genomics, mouse models, and stem cells. Cell, 2012, 149(1): 36-47.

[21] Purow BW, Haque RM, Noel MW, et al. Expression of Notch-1 and its ligands, Delta-like-1 and Jagged-1, is critical for glioma cell survival and proliferation. Cancer research, 2005, 65(6): 2353-2363.

[22] Pang RT, Leung CO, Lee CL, et al. MicroRNA-34a is a tumor suppressor in choriocarcinoma via regulation of Delta-like1. BMC cancer, 2013, 13: 25.

[23] Li XJ, Ji MH, Zhong SL, et al. MicroRNA-34a modulates chemosensitivity of breast cancer cells to adriamycin by targeting Notch1. Archives of medical research, 2012, 43(7): 514-521.

[24] Zhang C, Yao Z, Zhu M, et al. Inhibitory effects of microRNA-34a on cell migration and invasion of invasive urothelial bladder carcinoma by targeting Notch1. Journal of Huazhong University of Science and Technology Medical sciences = Hua zhong ke ji da xue xue bao Yi xue Ying De wen ban = Huazhong keji daxue xuebao Yixue Yingdewen ban, 2012, 32(3): 375-382.

[25] Yu X, Zhang W, Ning Q, et al. MicroRNA-34a inhibits human brain glioma cell growth by down-regulation of Notch1. Journal of Huazhong University of Science and Technology Medical sciences = Hua zhong ke ji da xue xue bao Yi xue Ying De wen ban = Huazhong keji daxue xuebao Yixue Yingdewen ban, 2012, 32 (3): 370-374.

[26] Du R, Sun W, Xia L, et al. Hypoxia-induced down-regulation of

microRNA-34a promotes EMT by targeting the Notch signaling pathway in tubular epithelial cells. PloS one, 2012, 7 (2): e30771.

[27]Li WB, Ma MW, Dong LJ, et al. MicroRNA-34a targets notch1 and inhibits cell proliferation in glioblastoma multiforme. Cancer biology & therapy, 2011, 12(6): 477-483.

[28]Pang RT, Leung CO, Ye TM, et al. MicroRNA-34a suppresses invasion through downregulation of Notch1 and Jagged1 in cervical carcinoma and choriocarcinoma cells. Carcinogenesis, 2010, 31 (6): 1037-1044.

[29] Li Y, Guessous F, Zhang Y, et al. MicroRNA-34a inhibits glioblastoma growth by targeting multiple oncogenes. Cancer research, 2009, 69(19): 7569-7576.

[30] Bai Y, Qian C, Qian L, et al. Integrin CD11b negatively regulates TLR9-triggered dendritic cell cross-priming by upregulating microRNA-146a. J Immunol, 2012, 188 (11): 5293-5302.

[31] Croft DR, Olson MF. Transcriptional regulation of Rho GTPase signaling. Transcription, 2011, 2(5): 211-215.

[32] Pacary E, Heng J, Azzarelli R, et al. Proneural transcription factors regulate different steps of cortical neuron migration through Rnd-mediated inhibition of RhoA signaling. Neuron, 2011, 69 (6): 1069-1084.

[33] Ryan KR, Lock FE, Heath JK, et al. Plakoglobin-dependent regulation of keratinocyte apoptosis by Rnd3. Journal of cell science, 2012, 125(Pt 13): 3202-3209.

[34]Luo H, Zou J, Dong Z, et al. Up-regulated miR-17 promotes cell proliferation, tumour growth and cell cycle progression by targeting the RND3 tumour suppressor gene in colorectal carcinoma. The Biochemical journal, 2012, 442(2): 311-321.

[35] Quante M, Bhagat G, Abrams JA, et al. Bile acid and

inflammation activate gastric cardia stem cells in a mouse model of Barrett-like metaplasia. Cancer cell, 2012, 21(1): 36-51.

[36] Li D, Delaney JC, Page CM, et al. Exocyclic carbons adjacent to the N6 of adenine are targets for oxidation by the Escherichia coli adaptive response protein AlkB. Journal of the American Chemical Society, 2012, 134(21): 8896-8901.

[37] Luo H, Dong Z, Zou J, et al. Down-regulation of RhoE is associated with progression and poor prognosis in hepatocellular carcinoma. Journal of surgical oncology, 2012, 105 (7): 699-704.

[38] Bektic J, Pfeil K, Berger AP, et al. Small G-protein RhoE is underexpressed in prostate cancer and induces cell cycle arrest and apoptosis. The Prostate, 2005, 64(4): 332-340.

[39] Belgiovine C, Frapolli R, Bonezzi K, et al. Reduced expression of the ROCK inhibitor Rnd3 is associated with increased invasiveness and metastatic potential in mesenchymal tumor cells. PloS one, 2010, 5(11): e14154.

[40] Katiyar P, Aplin AE. FOXD3 regulates migration properties and Rnd3 expression in melanoma cells. Molecular cancer research: MCR, 2011, 9(5): 545-552.

[41] Barrett LE, Granot Z, Coker C, et al. Self-renewal does not predict tumor growth potential in mouse models of high-grade glioma. Cancer cell, 2012, 21(1): 11-24.

[42] Bruna A, Darken RS, Rojo F, et al. High TGFbeta-Smad activity confers poor prognosis in glioma patients and promotes cell proliferation depending on the methylation of the PDGF-B gene. Cancer cell, 2007, 11(2): 147-160.

[43] Komander D, Garg R, Wan PT, et al. Mechanism of multi-site phosphorylation from a ROCK-I: RhoE complex structure. The EMBO journal, 2008, 27(23): 3175-3185.

[44] Riento K, Totty N, Villalonga P, et al. RhoE function is

regulated by ROCK I-mediated phosphorylation. The EMBO journal, 2005, 24(6): 1170-1180.

[45] Zhang C, Zhou F, Li N, et al. Overexpression of RhoE has a prognostic value in non-small cell lung cancer. Annals of surgical oncology, 2007, 14(9): 2628-2635.

[46] Villalonga P, Guasch RM, Riento K, et al. RhoE inhibits cell cycle progression and Ras-induced transformation. Molecular and cellular biology, 2004, 24(18): 7829-7840.

[47] Tzoneva G, Ferrando AA. Recent advances on NOTCH signaling in T-ALL. Current topics in microbiology and immunology, 2012, 360: 163-182.

[48] Gridley T. Notch signaling in vascular development and physiology. Development, 2007, 134(15): 2709-2718.

[49] Stockhausen MT, Kristoffersen K, Poulsen HS. Notch signaling and brain tumors. Advances in experimental medicine and biology, 2012, 727: 289-304.

[50] Lino MM, Merlo A, Boulay JL. Notch signaling in glioblastoma: a developmental drug target? BMC medicine, 2010, 8: 72.

[51] Jiang L, Wu J, Chen Q, et al. Notch1 expression is upregulated in glioma and is associated with tumor progression. Journal of clinical neuroscience: official journal of the Neurosurgical Society of Australasia, 2011, 18(3): 387-390.

[52] Xu P, Pu PY, Kang CS, et al. [Differential expression of Notch1 and Notch2 in astrocytoma and medulloblastoma]. Zhonghua bing li xue za zhi Chinese journal of pathology, 2008, 37(7): 450-453.

[53] Engh JA. Notch1 identified as a prognostic factor for glioma patients. Neurosurgery, 2011, 68(6): N22-23.

[54] Li J, Cui Y, Gao G, et al. Notch1 is an independent prognostic factor for patients with glioma. Journal of surgical oncology, 2011, 103(8): 813-817.

[55] Phillips HS, Kharbanda S, Chen R, et al. Molecular subclasses

of high-grade glioma predict prognosis, delineate a pattern of disease progression, and resemble stages in neurogenesis. Cancer cell, 2006, 9(3): 157-173.

[56] Chen J, Kesari S, Rooney C, et al. Inhibition of notch signaling blocks growth of glioblastoma cell lines and tumor neurospheres. Genes & cancer, 2010, 1(8): 822-835.

[57] Kopan R, Ilagan MX. The canonical Notch signaling pathway: unfolding the activation mechanism. Cell, 2009, 137 (2): 216-233.

[58] Guruharsha KG, Kankel MW, Artavanis-Tsakonas S. The Notch signalling system: recent insights into the complexity of a conserved pathway. Nature reviews Genetics, 2012, 13 (9): 654-666.

[59] Mei J, Bachoo R, Zhang CL. MicroRNA-146a inhibits glioma development by targeting Notch1. Molecular and cellular biology, 2011, 31(17): 3584-3592.

[60] Ying M, Sang Y, Li Y, et al. Kruppel-like family of transcription factor 9, a differentiation-associated transcription factor, suppresses Notch1 signaling and inhibits glioblastoma-initiating stem cells. Stem Cells, 2011, 29(1): 20-31.

[61] Raghu H, Gondi CS, Dinh DH, et al. Specific knockdown of uPA/uPAR attenuates invasion in glioblastoma cells and xenografts by inhibition of cleavage and trafficking of Notch-1 receptor. Molecular cancer, 2011, 10: 130.

[62] Takebe N, Harris PJ, Warren RQ, et al. Targeting cancer stem cells by inhibiting Wnt, Notch, and Hedgehog pathways. Nature reviews Clinical oncology, 2011, 8(2): 97-106.

[63] Fouladi M, Stewart CF, Olson J, et al. Phase I trial of MK-0752 in children with refractory CNS malignancies: a pediatric brain tumor consortium study. Journal of clinical oncology: official journal of the American Society of Clinical Oncology, 2011, 29

（26）：3529-3534.

[64] Rocher-Ros V, Marco S, Mao JH, et al. Presenilin modulates EGFR signaling and cell transformation by regulating the ubiquitin ligase Fbw7. Oncogene, 2010, 29(20): 2950-2961.

[65] Jin YH, Kim H, Ki H, et al. Beta-catenin modulates the level and transcriptional activity of Notch1/NICD through its direct interaction. Biochimica et biophysica acta, 2009, 1793 (2): 290-299.

[66] O'Neil J, Grim J, Strack P, et al. FBW7 mutations in leukemic cells mediate NOTCH pathway activation and resistance to gamma-secretase inhibitors. The Journal of experimental medicine, 2007, 204(8): 1813-1824.

[67] Wherlock M, Mellor H. The Rho GTPase family: a Racs to Wrchs story. Journal of cell science, 2002, 115(Pt 2): 239-240.

[68] Philips A, Blein M, Robert A, et al. Ascidians as a vertebrate-like model organism for physiological studies of Rho GTPase signaling. Biology of the cell /under the auspices of the European Cell Biology Organization, 2003, 95(5): 295-302.

[69] Wunnenberg- Stapleton K, Blitz IL, Hashimoto C, et al. Involvement of the small GTPases XRhoA and XRnd1 in cell adhesion and head formation in early Xenopus development. Development, 1999, 126(23): 5339-5351.

[70] Nobes CD, Lauritzen I, Mattei MG, et al. A new member of the Rho family, Rnd1, promotes disassembly of actin filament structures and loss of cell adhesion. The Journal of cell biology, 1998, 141(1): 187-197.

[71] Fiegen D, Blumenstein L, Stege P, et al. Crystal structure of Rnd3/RhoE: functional implications. FEBS letters, 2002, 525 (1-3): 100-104.

[72] Garavini H, Riento K, Phelan JP, et al. Crystal structure of the core domain of RhoE/Rnd3: a constitutively activated small G

protein. Biochemistry, 2002, 41(20): 6303-6310.

[73] Riento K, Guasch RM, Garg R, et al. RhoE binds to ROCK I and inhibits downstream signaling. Molecular and cellular biology, 2003, 23(12): 4219-4229.

[74] Zhou Y, Li S, Huang Q, et al. Nanog suppresses cell migration by downregulating thymosin beta4 and Rnd3. Journal of molecular cell biology, 2013.

[75] Guasch RM, Scambler P, Jones GE, et al. RhoE regulates actin cytoskeleton organization and cell migration. Molecular and cellular biology, 1998, 18(8): 4761-4771.

[76] Ishikawa Y, Katoh H, Negishi M. A role of Rnd1 GTPase in dendritic spine formation in hippocampal neurons. The Journal of neuroscience: the official journal of the Society for Neuroscience, 2003, 23(35): 11065-11072.

[77] Wennerberg K, Forget MA, Ellerbroek SM, et al. Rnd proteins function as RhoA antagonists by activating p190 RhoGAP. Current biology: CB, 2003, 13(13): 1106-1115.

[78] Vayssiere B, Zalcman G, Mahe Y, et al. Interaction of the Grb7 adapter protein with Rnd1, a new member of the Rho family. FEBS letters, 2000, 467(1): 91-96.

[79] Han DC, Shen TL, Miao H, et al. EphB1 associates with Grb7 and regulates cell migration. The Journal of biological chemistry, 2002, 277(47): 45655-45661.

[80] Nishi M, Takeshima H, Houtani T, et al. RhoN, a novel small GTP-binding protein expressed predominantly in neurons and hepatic stellate cells. Brain research Molecular brain research, 1999, 67(1): 74-81.

[81] Fujita H, Katoh H, Ishikawa Y, et al. Rapostlin is a novel effector of Rnd2 GTPase inducing neurite branching. The Journal of biological chemistry, 2002, 277(47): 45428-45434.

[82] Kakimoto T, Katoh H, Negishi M. Identification of splicing

variants of Rapostlin, a novel RND2 effector that interacts with neural Wiskott-Aldrich syndrome protein and induces neurite branching. The Journal of biological chemistry, 2004, 279(14): 14104-14110.

[83] Katoh H, Harada A, Mori K, et al. Socius is a novel Rnd GTPase-interacting protein involved in disassembly of actin stress fibers. Molecular and cellular biology, 2002, 22(9): 2952-2964.

[84] Naud N, Toure A, Liu J, et al. Rho family GTPase Rnd2 interacts and co-localizes with MgcRacGAP in male germ cells. The Biochemical journal, 2003, 372(Pt 1): 105-112.

[85] Yuce O, Piekny A, Glotzer M. An ECT2-centralspindlin complex regulates the localization and function of RhoA. The Journal of cell biology, 2005, 170(4): 571-582.

[86] Hansen SH, Zegers MM, Woodrow M, et al. Induced expression of Rnd3 is associated with transformation of polarized epithelial cells by the Raf-MEK-extracellular signal-regulated kinase pathway. Molecular and cellular biology, 2000, 20 (24): 9364-9375.

[87] Xia W, Li J, Chen L, et al. MicroRNA-200b regulates cyclin D1 expression and promotes S-phase entry by targeting RND3 in HeLa cells. Molecular and cellular biochemistry, 2010, 344 (1-2): 261-266.

[88] Collett GP, Goh XF, Linton EA, et al. RhoE is regulated by cyclic AMP and promotes fusion of human BeWo choriocarcinoma cells. PloS one, 2012, 7(1): e30453.

[89] Zhou J, Li K, Gu Y, et al. Transcriptional up-regulation of RhoE by hypoxia-inducible factor (HIF)-1 promotes epithelial to mesenchymal transition of gastric cancer cells during hypoxia. Biochemical and biophysical research communications, 2011, 415 (2): 348-354.

[90] Murakami T, Fujimoto M, Ohtsuki M, et al. Expression profiling

of cancer-related genes in human keratinocytes following non-lethal ultraviolet B irradiation. Journal of dermatological science, 2001, 27(2): 121-129.

[91] Cario-Toumaniantz C, Reillaudoux G, Sauzeau V, et al. Modulation of RhoA-Rho kinase-mediated Ca2 + sensitization of rabbit myometrium during pregnancy-rolc of Rnd3. Thc Journal of physiology, 2003, 552(Pt 2): 403-413.

[92] Kim YS, Kim B, Karaki H, et al. Up-regulation of Rnd1 during pregnancy serves as a negative-feedback control for Ca2 + sensitization of contractile elements in rat myometrium. Biochemical and biophysical research communications, 2003, 311 (4): 972-978.

[93] Loirand G, Cario-Toumaniantz C, Chardin P, et al. The Rho-related protein Rnd1 inhibits Ca2 + sensitization of rat smooth muscle. The Journal of physiology, 1999, 516 (Pt 3): 825-834.

[94] Cario-Toumaniantz C, Evellin S, Maury S, et al. Role of Rho kinase signalling in healthy and varicose human saphenous veins. British journal of pharmacology, 2002, 137(2): 205-212.

[95] Camerer E, Gjernes E, Wiiger M, et al. Binding of factor VIIa to tissue factor on keratinocytes induces gene expression. The Journal of biological chemistry, 2000, 275(9): 6580-6585.

[96] Nishigaki M, Aoyagi K, Danjoh I, et al. Discovery of aberrant expression of R-RAS by cancer-linked DNA hypomethylation in gastric cancer using microarrays. Cancer research, 2005, 65(6): 2115-2124.

[97] Warton K, Foster NC, Gold WA, et al. A novel gene family induced by acute inflammation in endothelial cells. Gene, 2004, 342(1): 85-95.

[98] Jiang H, Van De Ven C, Satwani P, et al. Differential gene expression patterns by oligonucleotide microarray of basal versus lipopolysaccharide-activated monocytes from cord blood versus adult

peripheral blood. J Immunol, 2004, 172(10): 5870-5879.

[99] Chardin P. GTPase regulation: getting aRnd Rock and Rho inhibition. Current biology: CB, 2003, 13(18): R702-704.

[100] Riento K, Ridley AJ. Rocks: multifunctional kinases in cell behaviour. Nature reviews Molecular cell biology, 2003, 4(6): 446-456.

[101] Sauzeau V, Le Jeune H, Cario-Toumaniantz C, et al. Cyclic GMP-dependent protein kinase signaling pathway inhibits RhoA-induced Ca2 + sensitization of contraction in vascular smooth muscle. The Journal of biological chemistry, 2000, 275(28): 21722-21729.

[102] Doye A, Mettouchi A, Bossis G, et al. CNF1 exploits the ubiquitin-proteasome machinery to restrict Rho GTPase activation for bacterial host cell invasion. Cell, 2002, 111(4): 553-564.

[103] Wang HR, Zhang Y, Ozdamar B, et al. Regulation of cell polarity and protrusion formation by targeting RhoA for degradation. Science, 2003, 302(5651): 1775-1779.

[104] Krugmann S, Williams R, Stephens L, et al. ARAP3 is a PI3K- and rap-regulated GAP for RhoA. Current biology: CB, 2004, 14(15): 1380-1384.

[105] Rolli- Derkinderen M, Sauzeau V, Boyer L, et al. Phosphorylation of serine 188 protects RhoA from ubiquitin/proteasome-mediated degradation in vascular smooth muscle cells. Circulation research, 2005, 96(11): 1152-1160.

[106] Riou P, Villalonga P, Ridley AJ. Rnd proteins: multifunctional regulators of the cytoskeleton and cell cycle progression. BioEssays: news and reviews in molecular, cellular and developmental biology, 2010, 32(11): 986-992.

[107] Boswell SA, Ongusaha PP, Nghiem P, et al. The protective role of a small GTPase RhoE against UVB-induced DNA damage in

keratinocytes. The Journal of biological chemistry, 2007, 282 (7): 4850-4858.

[108] Nadiminty N, Dutt S, Tepper C, et al. Microarray analysis reveals potential target genes of NF-kappaB2/p52 in LNCaP prostate cancer cells. The Prostate, 2010, 70(3): 276-287.

[109] Gress TM, Muller-Pillasch F, Geng M, et al. A pancreatic cancer-specific expression profile. Oncogene, 1996, 13 (8): 1819-1830.

[110] Akashi H, Han HJ, Iizaka M, et al. Growth-suppressive effect of non-steroidal anti-inflammatory drugs on 11 colon-cancer cell lines and fluorescence differential display of genes whose expression is influenced by sulindac. International journal of cancer Journal international du cancer, 2000, 88 (6): 873-880.

[111] Coleman ML, Marshall CJ, Olson MF. RAS and RHO GTPases in G1-phase cell-cycle regulation. Nature reviews Molecular cell biology, 2004, 5(5): 355-366.

[112] Decourt B, Bouleau Y, Dulon D, et al. Expression analysis of neuroleukin, calmodulin, cortactin, and Rho7/Rnd2 in the intact and injured mouse brain. Brain research Developmental brain research, 2005, 159(1): 36-54.

[113] Huang H, Okamoto Y, Yokoo H, et al. Gene expression profiling and subgroup identification of oligodendrogliomas. Oncogene, 2004, 23(35): 6012-6022.

[114] Pomeroy SL, Tamayo P, Gaasenbeek M, et al. Prediction of central nervous system embryonal tumour outcome based on gene expression. Nature, 2002, 415(6870): 436-442.

武汉大学优秀博士学位论文文库

已出版：

- 基于双耳线索的移动音频编码研究 / 陈水仙　著
- 多帧影像超分辨率复原重建关键技术研究 / 谢伟　著
- Copula函数理论在多变量水文分析计算中的应用研究 / 陈璐　著
- 大型地下洞室群地震响应与结构面控制型围岩稳定研究 / 张雨霆　著
- 迷走神经诱发心房颤动的电生理和离子通道基础研究 / 赵庆彦　著
- 心房颤动的自主神经机制研究 / 鲁志兵　著
- 氧化应激状态下维持黑素小体蛋白低免疫原性的分子机制研究 / 刘小明　著
- 实流形在复流形中的全纯不变量 / 尹万科　著
- MITA介导的细胞抗病毒反应信号转导及其调节机制 / 钟波　著
- 图书馆数字资源选择标准研究 / 唐琼　著
- 年龄结构变动与经济增长：理论模型与政策建议 / 李魁　著
- 积极一般预防理论研究 / 陈金林　著
- 海洋石油开发环境污染法律救济机制研究 / 高翔　著
  ——以美国墨西哥湾漏油事故和我国渤海湾漏油事故为视角
- 中国共产党人政治忠诚观研究 / 徐霞　著
- 现代汉语属性名词语义特征研究 / 许艳平　著
- 论马克思的时间概念 / 熊进　著
- 晚明江南诗学研究 / 张清河　著
- 社会网络环境下基于用户关系的信息推荐服务研究 / 胡吉明　著
- "氢–水"电化学循环中的非铂催化剂研究 / 肖丽　著
- 重商主义、发展战略与长期增长 / 王高望　著
- C–S–H及其工程特性研究 / 王磊　著
- 基于合理性理论的来源国形象研究：构成、机制及策略 / 周玲　著
- 马克思主义理论的科学性问题 / 范畅　著
- 细胞抗病毒天然免疫信号转导的调控机制 / 李颖　著
- 过渡金属催化活泼烷基卤代物参与的偶联反应研究 / 刘超　著
- 体育领域反歧视法律问题研究 / 周青山　著
- 地球磁尾动力学过程的卫星观测和数值模拟研究 / 周猛　著
- 基于Arecibo非相干散射雷达的电离层动力学研究 / 龚韵　著
- 生长因子信号在小鼠牙胚和腭部发育中的作用 / 李璐　著
- 农田地表径流中溶质流失规律的研究 / 童菊秀　著